腸道健康的
新事實
1

平時持續服用瀉藥後，腸道顏色會變黑。

持續服用瀉藥的腸道

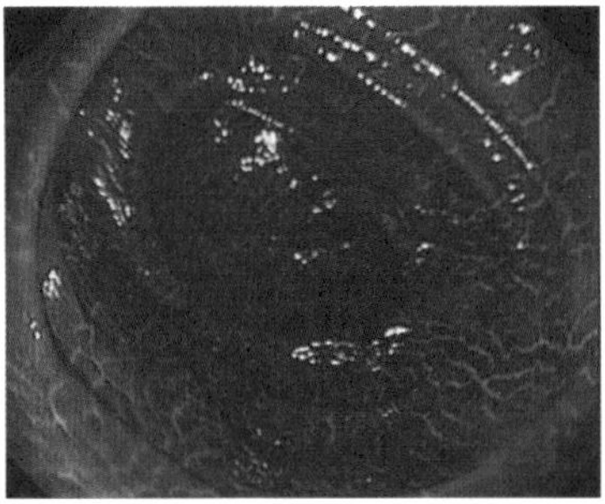

瀉藥服用過度而受損的腸道黏膜。不僅顏色變黑，而且也出現霜降般的白色線條。

健康的腸道

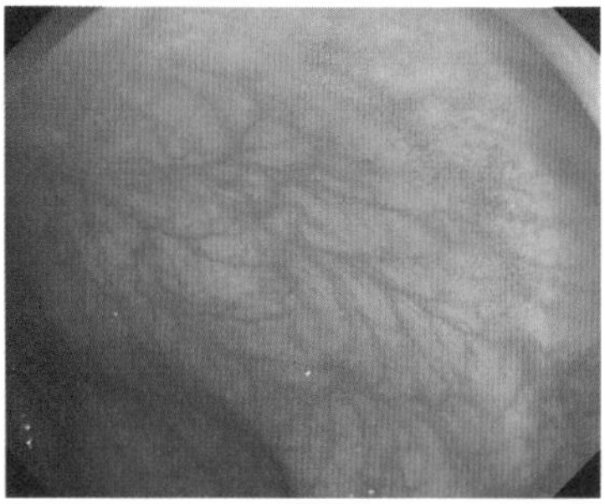

健康狀態下的腸道黏膜呈現淡粉紅色，血管也清晰可見。

↘

瀉藥當中所含的蕃瀉葉、大黃及蘆薈等中藥材成分，會對腸道黏膜造成傷害，容易造成腸道顏色變黑而引發結腸黑變病（melanosis coli）。

↓

部分結腸黑變病會容易形成瘜肉或惡性腫瘤。

↓

這是相當可怕的「便秘」錯誤治療法。

腸道健康的
新事實
2

日本人的腸道形狀為非制式配置

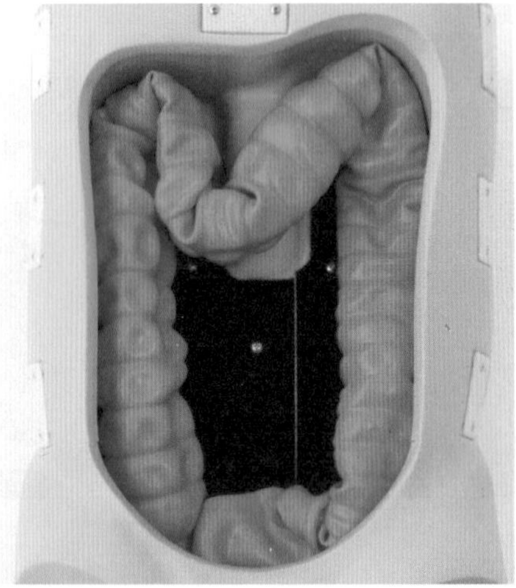

正常的形狀

教科書當中可見的腸道形狀（腸管形態）為起始於右下腹，接著往上延伸至肋骨一帶後橫跨過腹部之後再往下延伸。另外，大腸是以四方形的方式圍繞在小腸周圍。

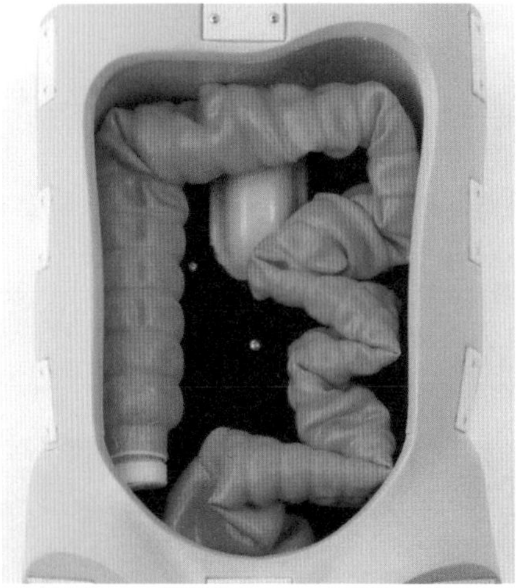

大腸發生扭轉

大腸數處發生扭轉或重疊，呈現出複雜的形狀。絕大部分日本人的腸管，都是呈現這個樣子。有些人只有部分扭轉，但也有些人的大腸整體呈現扭轉狀態。

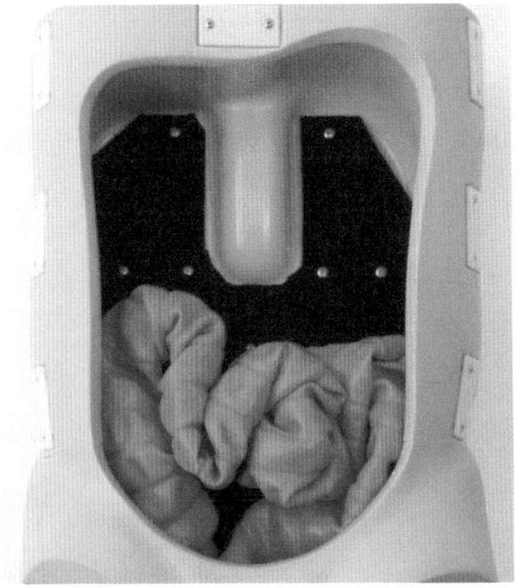

從正常部位往下掉落

原本應該位於肋骨正下方的腸管（橫結腸）往下掉落至骨盆之中。由於大腸處於重疊與彎曲的狀態，因此比腸扭轉更容易引發阻塞。這也是常見於日本人的腸管形態。

透過電腦斷層虛擬大腸鏡觀察後發現……

異常的腸管(腸扭轉)

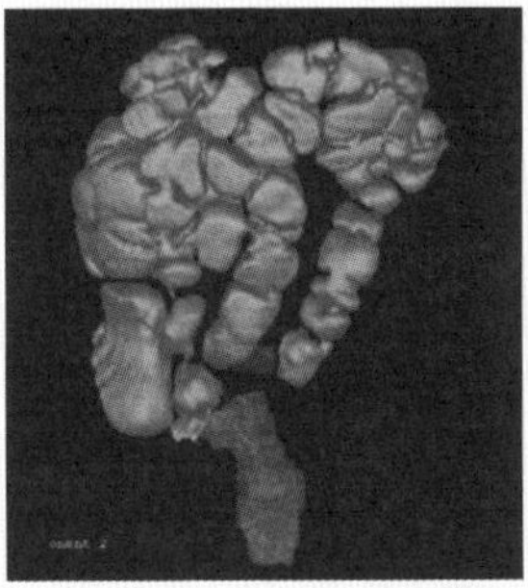

健康的腸管

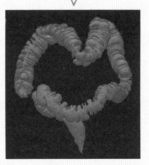

相較之下便一目瞭然！腸管一旦扭轉，腸道內的糞便就會容易阻塞，而糞便的重量則會導致腸道伸展。

何謂電腦斷層虛擬大腸鏡（CT colonography）

利用空氣或二氧化碳讓大腸膨脹後，再從體外運用最新的多切面CT裝置進行攝影。拍攝後的影響會由電腦處理後，再顯示出大腸的立體影像。

因為大腸的形狀有問題，
所以過去的便秘改善法才會無法見效！

腸道健康的
新事實
3

連長達30年的便秘也迎刃而解！

內視鏡醫師所提出的「搖腸」按摩法究竟是什麼？

在進行內視鏡檢查時，醫師都會運用按摩的方式，幫助內視鏡順利通過扭轉而難以通行的腸管。許多患者在展開這個按摩法後，紛紛表示「多年來的便秘問題解決了」、「再也不需要吃瀉藥了」。

＼ 按摩的步驟只有三個 ／

無論是腸扭轉或腸下垂都適用

改善降結腸的阻塞問題
左腹咚咚輕敲按摩法 1分

改善乙狀結腸的流動狀態
下腹咚咚輕敲按摩法 1分

搖晃橫結腸與降結腸的接連部位
上半身扭動按摩法 1分

＋ 大腸往下掉落者可加做以下按摩

拉抬整個腸管
抬腸按摩法 1分

只要早晚各三分鐘就可改善便秘！
作法請參考下一頁。

簡易版

搖腸按摩法

各按摩法的主要動作如以下所示。絕大部分的按摩動作都是在仰臥姿勢下進行。只要掌握手的活動方式，接下來就可簡單進行按摩。就讓我們把這些按摩變成每天的習慣吧！

改善降結腸的阻塞問題
下腹咚咚輕敲按摩法

刺激縱向分布於左側腹的降結腸後，腸扭轉的情況就會獲得改善。

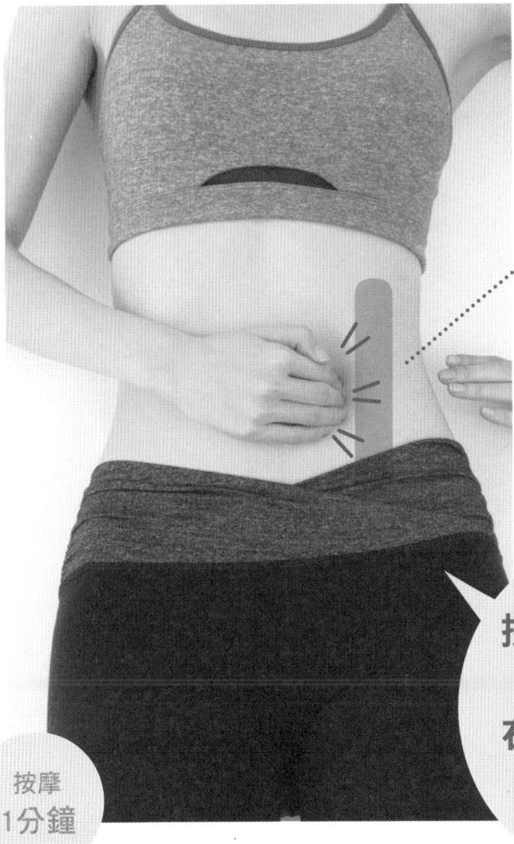

Point
將雙手的手指置於能夠左右包夾降結腸的位置上，並讓雙手位置稍微上下錯開一些。

接著將雙手置於左腹部，並讓右手與左手交互按摩左腹部。

按摩
1分鐘

改善乙狀結腸的流動狀態

下腹咚咚輕敲按摩法

刺激位於肚臍下方的乙狀結腸。
由於這是最容易阻塞的部位，因此請仔細地按摩。

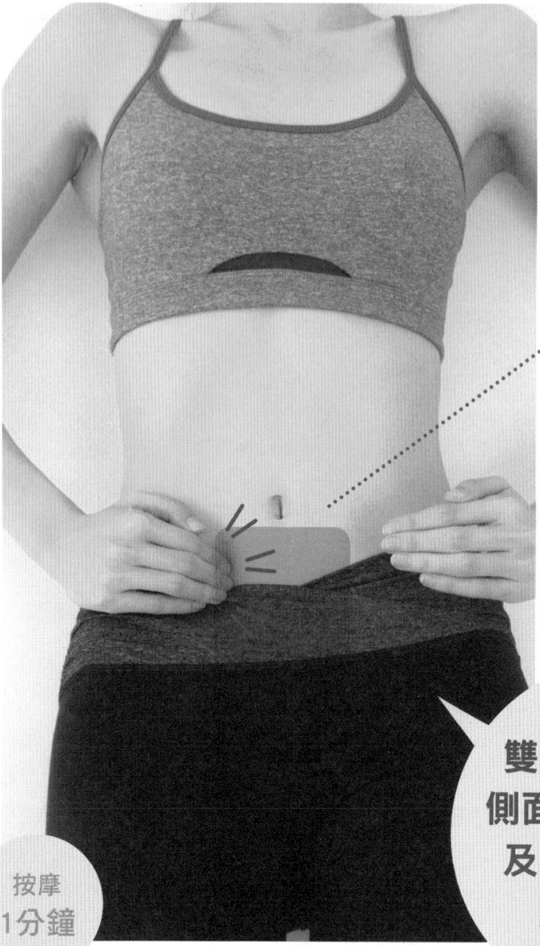

Point
右手與左手有節奏地交互按壓。

雙手置於肚臍側面，並使左手及右手交互按摩腹部。

按摩
1分鐘

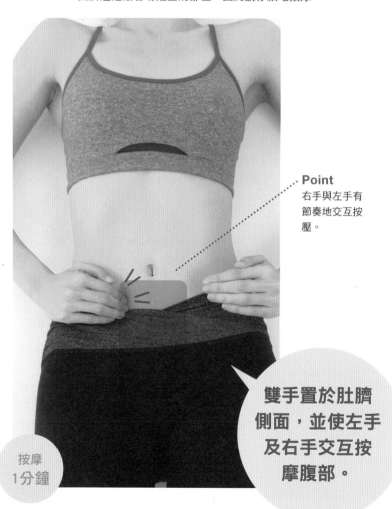

搖晃橫結腸與降結腸的接連部位
上半身扭動按摩法

連結橫結腸與降結腸的彎曲位於肋骨內側，因此是不容易進行按摩的部位。只要透過扭動上半身的動作，就可搖晃並刺激腸管。

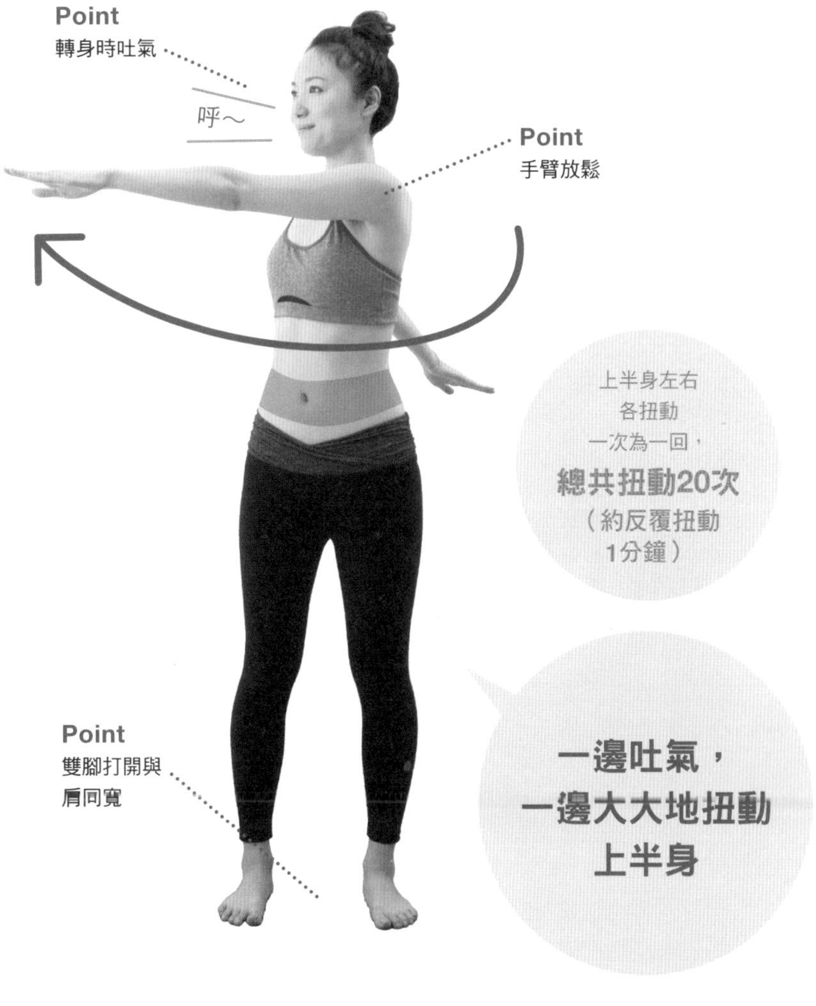

Point
轉身時吐氣
呼～
Point
手臂放鬆
上半身左右
各扭動
一次為一回，
總共扭動20次
（約反覆扭動
1分鐘）
Point
雙腳打開與
肩同寬
一邊吐氣，
一邊大大地扭動
上半身

大腸往下掉落者可加做以下按摩

拉抬整個腸管
抬腸按摩法

可改善腸管往下掉落的按摩法。腸管只要稍微受到刺激就會活動，因此只要用拳頭往上按摩，就可讓往下垂的腸管往上抬高。

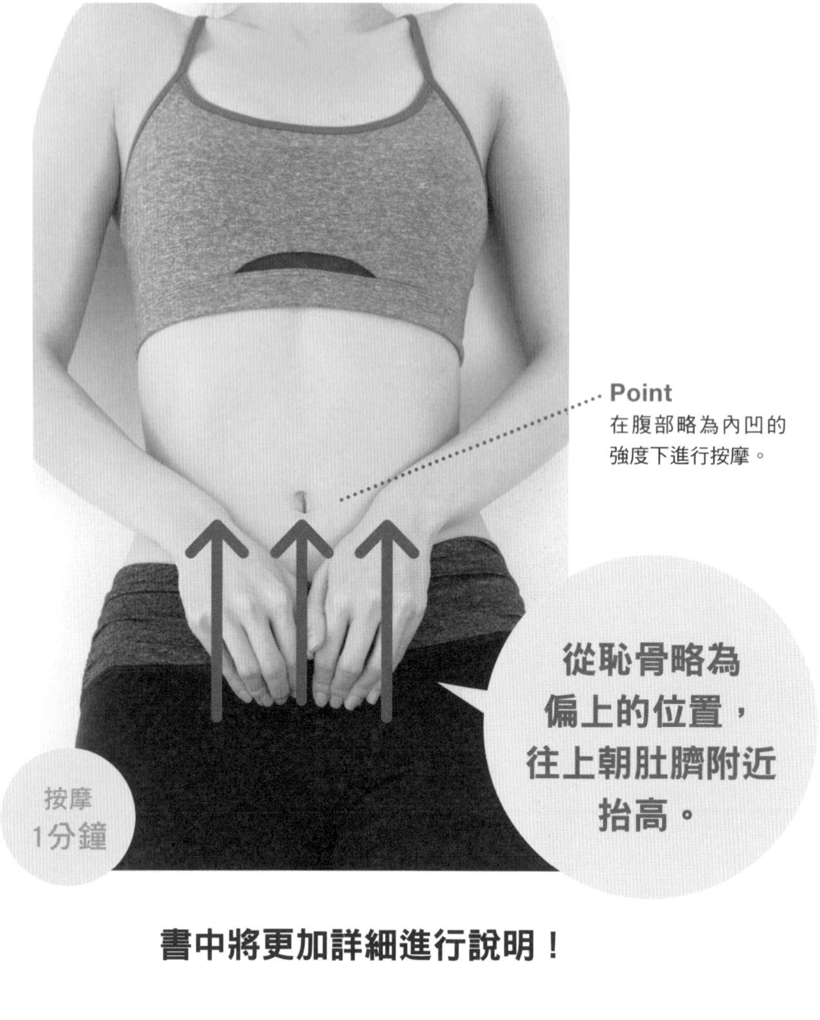

Point
在腹部略為內凹的強度下進行按摩。
從恥骨略為偏上的位置，往上朝肚臍附近抬高。
按摩 1分鐘

書中將更加詳細進行說明！

腸按摩專家破解錯誤百出的腸道知識

水上健 著

瑞昇文化

序言

要怎麼做才能活得久呢？還有，該怎麼做才能讓自己活得舒服與開心呢？在迎向超高齡社會的現今，這是相當重要的問題。

近年來出現許多腸道狀態代表著整體健康的說法，因此人們對於腸道健康的關心程度可說是日益增加。我們究竟該如何與腸道相處，才能讓自己活得長久與健康呢？

近來有許多媒體不斷提到「腸道細菌」及「腸年齡」等有關人體腸道的名詞，然而不管是哪個名詞，在相關研究上都沒有明確的根據。腸道是一個細菌種類超過１００種，且總數量超過１００兆個的複雜環境，這個世界與人體健康之間的關連性其實還存在著許多未知的部分。甚至是「腸年齡」這個詞，在臨床上是不受醫師們所採用的字眼。

即便如此，還是**有個症狀「會確實影響人體健康，因此改善後可讓人生變得更加舒適與快活」**。那個症狀就是所謂的「便秘」。

身為內視鏡醫師的我，過去曾經觀察過兩萬多人的腸道狀態。在觀察過程中，我發現腸道其實與人們的臉部五官及體型一樣，每個人的腸管形狀都不一樣，而且我發現**大約有八成日本人的腸道難以讓內視鏡進入其中，也就是這些日本人都有容易引發便秘的「腸扭轉」或「腸下垂」問題**。

這個瞬間，讓我發現治療便秘的盲點。過去我們總是將治療便秘的改善重點放在「確實攝取膳食纖維」及「維持每天生活規律」等方式上，但我認為在今後的便秘治療上，應該要同時考量每個人的腸管「形狀」。

之後，我在內視鏡檢查過程中與患者閒聊，並從其中找到靈感，因此我發明出一套按摩法，可用來改善因為腸扭結或腸下垂所引起的便秘問題。在發明這套按摩法之後，我立即讓患者實際操作如預期，結果患者的症狀竟然神奇地獲得改善。

不僅如此，每當電視上的健康節目播放後，隔天就會有許多人打電話來醫院表示「我多年來的便秘問題解決了」、「排便量多到讓我驚訝」，反應可說是非常地好。我自己也在便秘腹痛時親身嘗試過，結果我竟然一下子就排出約2公斤的糞便。

說到便秘，許多人都會認為那是女性特有的困擾，但事實並非如此。近年來，**退休後有便秘困擾的男性持續增加**，而我負責診療的便秘門診（主要診療對象為重度便秘患者）當中，也可見男性患者的蹤影。

除此之外，還有瀉藥的使用問題。為了排便而每天服用瀉藥，造成腸道經常處於受到瀉藥刺激的狀態之中，有時明明就已經排空糞便卻還是有便意，有些人就是因為腸管沒必要地蠕動而有腹部不舒服的感覺。簡單地說，就是**在瀉藥的影響之下，有些人可能會深受「幻覺便秘」所苦**。

另外還有一件有點可怕的事情，那就是有研究報告指出，長期天天服用瀉藥，**可能導致腸管受損而變黑，甚至容易形成瘜肉或惡性腫瘤**。

許多人都會因為無法順暢排便而感到鬱鬱寡歡，有些人好不容易退休可以享受自己的第二人生，卻因為經常服用瀉藥的關係，搞得自己隨時會出現便意而長達兩年無法外出旅行。

這些人在克服便秘問題之後，不只能夠找回原有的生動表情，甚至每個人都會表示「我的人生出現變化了」。其實，**便秘對於心理層面的影響也相當大**。

大約有兩成的小學生也深受便秘所苦，而成年女性更是大約多達半數有便秘困擾，而最令人感到訝異的是，日本竟然沒有便秘問題相關的學會或研究機構。正因為如此，從全球的角度來看，日本的便秘治療儼然處於孤立狀態，而日本國內目前盛行的便秘治療，則是維持過去的舊方法。

過去我曾經看過許多患者，因為不管如何努力還是無法改善便秘問題，所以都會擔心「不管怎麼努力尋求對策，便秘問題還是無法改善，以後年紀大了不知道該如何是好」。不過，請不要放棄！**就算不努力，還是能夠簡單解決便秘問題**。

本書將會配合腸管的「形狀」來介紹全新的便秘改善法，同時也會告訴各位如何強化自己的腸子。特別是在腸按摩法的原理及施作方式上，會以淺顯易懂的方式進行說明。希望各位能夠透過這本書，學會如何輕鬆地維持腸道健康直到百歲，幫助自己找回快樂的人生。

NHO久里濱醫療中心
內視鏡醫師　水上　健

『腸按摩專家破解錯誤百出的腸道知識』目錄

第1章 維持腸道健康直到100歲！

第2章

大約8成的日本人有「腸扭轉」與「腸下垂」的問題

第3章

可改善長達30年便秘問題的「搖腸按摩法」

第4章

錯誤百出的便秘常識

第5章

只要按摩就不需要再吞瀉藥的【經驗談】

第1章

維持腸道健康直到100歲！

充滿話題性的「腸年齡」指的是？

從「只要腸道健康，人就能變得健康」到「腸道可決定人的壽命」這些大膽論調，近年來無論是電視節目或報章雜誌，隨處都可見腸道與健康的相關報導。由此可見，現代人相當重視腸道機能。其中，「腸年齡」這個詞更是不絕於耳。

不過，腸道是否跟皮膚一樣，上了年紀之後就會形成細紋或斑點呢？還有，腸道也會隨著年齡增長而老化嗎？

過去二十多年來，我透過內視鏡觀察過大約兩萬人的大腸。不僅是各年齡層，不同性別的患者我都診察過。在觀察約兩萬名患者之後，我發現**內視鏡下的大腸並無年輕或老化之分**。即便是高齡者，其大腸黏膜的顏色也和年輕人一樣呈現出漂亮的粉紅色，因此從外觀並無法判斷腸道的年齡。或許是因為這個原因，導致許多大腸內視鏡專科醫師搞不懂「腸年齡究竟是什麼意思？」

然而，**若是從機能的角度來看，年齡增長確實會帶來相當顯著的變化**。

例如，若便秘患者持續服用瀉藥，黏膜細胞就會因為瀉藥的傷害而死亡，進而造成大腸黏膜變黑。這種「結腸黑變病」只要停止服用瀉藥約一年之後，大腸黏膜就能恢復回原來的粉紅色，但受損的腸道蠕動機能卻無法簡單恢復正常，甚至是不同年齡的患者，其恢復所需的時間也會出現差異。

一般而言，幼兒所需的恢復時間為數日，40世代之前則需要1～2個月，而70歲以上的高齡者則需要一年以上的時間才能恢復。**就如同上了年紀就不容易消除疲勞一般，腸管也會出現明顯的老化現象**。或許這樣的變化，就是所謂的腸年齡吧。

「腸內細菌」能促使腸道健康，這是真的嗎？

「腸內環境」與「腸年齡」一樣令人感到在意。

不知道各位是否聽過「腸道菌叢」這個名詞？

腸道當中的腸道細菌種類超過100種，其總數更是多達100兆個，健康的人腸道裡的這些腸內細菌便是在維持比例平衡的狀態下存在著。組成人體的細胞數量大約為60兆個，由此可見棲息於腸道之中的腸內細菌數量有多麼龐大。特別是小腸到大腸這段空間，有大量的腸內細菌棲息於此，因為外觀就像是一塊塊花田一般，因此一群群聚集的細菌又被稱為「腸道菌叢」。

包括大家再熟悉不過的好菌及壞菌在內，腸內細菌有許許多多的類型，而這些好菌及壞菌則是在不斷抗衡並維持良好平衡的狀態下生存。

一般而言，我們所說的調節腸道環境，是指讓腸道內的好菌處於強勢。如此一來，除了消化與吸收等日常機能之外，也能夠預防癌症等重大疾病發生。

在我主攻的便秘治療上，腸內環境的重要性也是大家都重視的問題。事實上，有段期間我曾經鑽研過「腸內細菌」。當時我單純地認為，「是不是因為有壞菌存在，所以人們才會容易罹患癌症」，因此才研究大腸癌與腸內細菌之間的關係。

然而，研究腸內細菌是一件相當困難的事情。

不知道在各位的認知當中，腸內細菌是怎樣的東西呢？好菌的代表是比菲德氏菌及乳酸菌，除此之外還有一些壞菌（最具代表性的壞菌為梭狀芽孢桿菌），不知道各位對於這些腸內細菌是否有概念？我剛剛曾經提過，人類腸道中存在著100種以上，總數多達100兆個腸內細菌，但其中只有四成能夠透過培養的方式進行檢驗，即便是利用基因檢測等其他方式，也難以掌握所有的腸內細菌。

另外，對於細菌而言，人體腸道其實是個相當難以存活的環境。細菌若想棲息在人體腸道之中，首先必須通過免疫寬容這道人體免疫的考驗才行。簡單地說，只有能夠適應嚴苛環境的細菌才可以在腸道中生存。

不僅如此，不是「自己能存活就好」，細菌並非單純棲息於人體腸道，而是要和多達一百種以上的腸內細菌共生共存才行。

人體腸道就像是「地球上人類所居住的世界」一般。在許多外國人的眼中，「日本是個溫和的民族」。然而事實上有些日本人脾氣不太好，甚至有些人還相當地傲慢。即便都是日本人，但還是有許多不同的人格特質。

相對地，即使是在治安不好的國家，還是有心地善良的好人。這些擁有不同特質的各國人士一同生活在地球上，才能形成不斷運轉的世界。

相同的概念，也能夠套用在腸內細菌。

乳酸菌是許多人心目中的好菌，但有些壞乳酸菌卻會不斷製作出致癌物質。另一方面，壞菌代表梭狀芽孢桿菌當中名為宮入菌的細菌，卻是藥物成分之一。許多細菌在人體腸道之中，形成一個細菌的世界並不斷活動著。

細菌的名稱就宛如國名一般。在一個細菌國度當中，有些細菌有益人體，當然有些細菌對人體會有危害。

「比菲德式菌」及「乳酸菌」並非絕對

在研究腸內細菌上，我投入不少的實驗經費，最後還是無法得到我預想中的結果。

腸內細菌並非是「什麼是好，什麼是壞」的單純世界，而是一種充滿變數的小宇宙。在實驗當中我所得到的結論是「**腸內細菌是個相當複雜的領域，並不是挑出好菌之後，就可將其他細菌定義為壞菌**」。

在深入研究之後，發現腸內細菌真的因人而異，就連雙胞胎的腸內細菌組成也不盡相同。目前可確定的是腸內細菌的組成會隨年齡改變，但目前僅有少部分研究機構從事研究腸內細菌的組成狀態及性質，而且就算支付昂貴的檢查費用瞭解自己腸道內的細菌類型，就目前的醫療技術也無法加以修正。

關於好菌的實用性，其實並沒有辦法用單一基準去加以說明。就連在醫學界也是一樣，雖然實驗結果已經出爐，但卻還沒有統一的見解。

更難以理解的問題是，棲息於腸道黏膜的細菌與存在於糞便中的細菌類型並不同。一般認為糞便當中的細菌，會影響糞便的性狀（糞便的硬度與量），而棲息於腸黏膜中的細菌對人體則有較明顯的影響。

在便秘治療當中，有時候我們也會處方好菌給便秘患者。活用好菌的功能雖然能促進患者排便，但事實上只能在一部分患者身上看得見效果。就我門診中的重度便秘患者來看，好菌對於便秘改善作用，**其實效果並無法持續太久**。

由於不明朗的部分還相當多，所以我們並不需要太過於在意腸內細菌或腸內環境的問題。

透過口服方式所補充的乳酸菌及比菲德氏菌，僅有數%能夠存活著進入大腸，但在人體免疫機能運作之下，這些細菌絕大部分無法在腸道中棲息並繁殖。

乳酸菌及比菲德氏菌製劑確實能夠改善腹部的健康狀態，但腹部不適問題若不是腸內細菌所引起，那麼腸內細菌自然沒有發揮的空間。換言之，**腸內**

細菌並非萬能。

這些菌體在死亡之後，菌體成分確實會對腹部狀態帶來正面的影響，但引發腹部不適的原因不只是腸內細菌，因此我們不能只是單純地思考「補充哪些細菌可讓腸內環境變好」或是「補充哪些細菌可維持健康與長壽」。

為了維持身體健康，我們不應該過度在乎「該補充哪些細菌」或「必須大量攝取〇〇菌」。嘗試過覺得適合自己之後再加以活用，才是與「腸內細菌」和平相處的正確方式。

有害腸道健康的便祕！

有個症狀，對於身體健康確實有所危害，那就是便秘。

說到便秘，許多人都會認為那是女性特有的困擾，然而近年來**五十歲之後開始便秘的男性卻不斷增加**（其成因之後會再加以說明）。

相較於癌症而言，便秘不算是威脅生命安全的疾病，因此人們總是不太重視便秘問題，但置之不理仍會引發嚴重的後果。

例如有研究報告指出，持續服用瀉藥可能會導致便秘患者容易形成瘜肉或惡性腫瘤。

原本應該盡速排出體外的糞便，若是不斷堆積於體內的話，可能會引起以下影響外觀及衛生的問題。

・吸收多餘的成分，導致體重難以降低。
・腸道內糞便量過多，導致小腹明顯突出！
・腸道內容物異常發酵，導致氣味強烈的氣體增加。

除此之外，最可怕的問題是排便不順的狀態持續過久，會使人情緒變得鬱悶，嚴重的話甚至會引發憂鬱症等心理層面的負面影響問題。

話說回來，便秘是如何引起的呢？

大家應該都知道，人體腸道分為大腸與小腸。小腸到大腸的前半部負責消化與吸收營養，而大腸後半部則負責吸收水分及暫存糞便。

接下來，就讓我們瞭解攝取食物後到排便的人體消化機制吧。

我們吃進體內的食物，並不會立即變成糞便。事實上，3～4天內所攝取的食物，會相互混合地形成糞便並排出體外。

在吃下食物之後，最早出現的消化道反應是胃部開始鬆弛，藉此做好接收食物的準備工作。同時間，控制胃部到腸道間運動作用的開關會啟動，將胃部的內容物推送到十二指腸。

當訊號從胃部傳達至十二指腸後，膽囊便會收縮並將膽汁（可促進脂肪分解）排出至十二指腸，而這些膽汁則會被運送至小腸末端。

接下來小腸的內容物會移動至盲腸，並且從升結腸移動至橫結腸後停留約24小時。當腸道吸收這些內容物的水分及電解質之後，便會形成所謂的糞便。

在人體再次攝取食物時，小腸內容物會不斷移動至盲腸，並持續增加糞便量。當膽汁流入大腸之中，就會引發明顯的蠕動運動，於糞便從橫結腸移動至乙狀結腸後會暫時停止移動。

直到糞便快速流入直腸後，排便開關會在直腸肛門反射下開啟，促使肛門肌肉放鬆。同時間，腹壓會上昇，只要採取抱膝的排便姿勢讓直腸肛門角（直腸與肛門連接部位的角度）的角度變直，就可順利排出糞便。

——這就是食物從消化到排出體外的過程。這一連串的腸道運動，會因為各種原因而停滯，進而引發所謂的便秘。

攝取食物到排便的過程

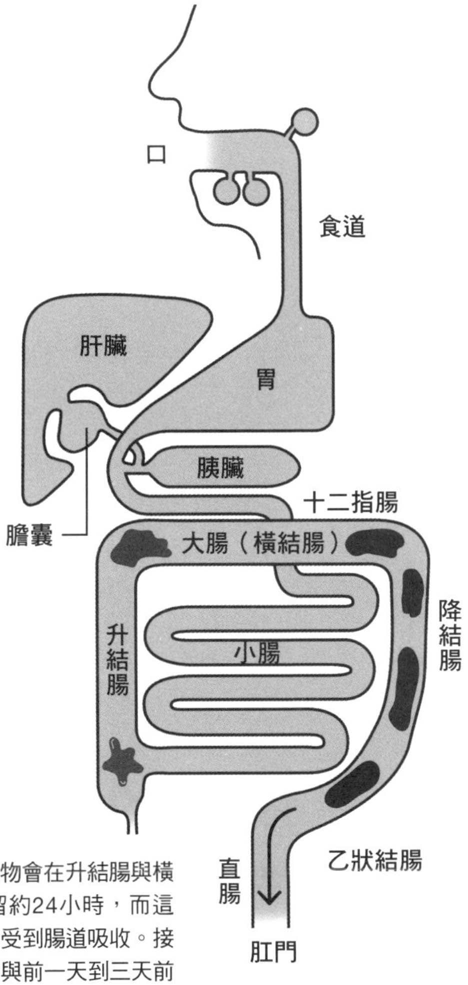

進入腸道的食物會在升結腸與橫結腸一帶停留約24小時，而這段期間水分會受到腸道吸收。接著這些食物會與前一天到三天前進入腸道的食物結合，並在形成糞便後被排出體外。

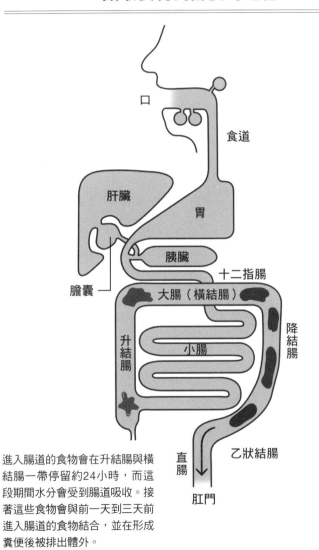

單純的便秘竟然可能引發重大疾病!?

以前的人們都說，人要「好好吃、好好睡、好好排便」，由此可見「好好排便」對於健康快樂的生活有多麼重要。

我自己曾經因為臀部受傷，加上長期運動不足而有過便秘困擾，因此我相當清楚排便順暢是多麼重要的一件事。

當糞便堆積在腹部時，不只會覺得腹部有股沉重感，就連心情也會顯得沉重。就算是外出購物，在便秘的擾亂之下，根本就不會覺得開心。

我曾經診察過許多便秘患者，他們總表示「腹部沉重得一點幹勁也沒有」、「每天吞瀉藥，弄得肚子老是不舒服」或是「擔心便意突如其來，所以無法安心外出」。光是無法隨時上廁所的問題，就使得這些患者不得不一直換工作，有人因此無法好好考試而影響自己未來的人生。

許多深受便秘所苦的民眾，都會努力攝取膳食纖維或各種營養輔助品，希望能夠藉此改善便秘。

然而，只要方法正確，真的不需要如此地費盡心力。有個方式可讓絕大部分的便秘患者輕鬆應對一輩子，包括原理等相關內容，之後再詳細進行說明。

此外，許多人都認為便秘可能是生活習慣所引起，但其實遺傳也是常見的因素之一。就我多年來的內視鏡診察經驗來看，日本人的便秘問題不只是生活習慣，其實腸管的「形狀」也是相當大的主因。

在下一章當中，我將解說日本人的腸管形狀。

第2章

大約8成的日本人有「腸扭轉」與「腸下垂」的問題

最新資訊！便秘成因的新發現

在第1章當中，我曾經提到「腸管『形狀』是引發日本人便秘的主因」。這個便秘成因，是最新被發現的便秘第七主因。在過去的認知當中，引發便秘的主因有以下六種。

1. 導致膳食纖維及水分等形成糞便之主成分攝取不足的偏食。

2. 生活不規律、長期臥病在床以及糖尿病等疾病所引起的自律神經失調。

3. 心理或生理壓力導致大腸痙攣而使糞便無法排出體外的「痙攣型便秘」。

4 長期服用便秘藥，導致腸管疲乏所引起的「弛緩型便秘」。

5 反覆忍受便意，導致便意感受度變差的「直腸型便秘」。

6 使用藥物所引發的副作用。

除此之外，最新發現的便秘成因為

7 大腸形狀所導致的通過障礙。

除了原有的六大主因之外，透過大腸內視鏡檢查，我發現這一個新成因所引發的便秘，是改善飲食習慣及生活習慣也無法解決的。

內視鏡檢查下所發現的日本人腸管形態

相信有許多讀者，都曾經接受過會令人感覺不舒服的大腸內視鏡檢查。事實上，從醫師的角度來看，大腸內視鏡是個相當難以施行的檢查。在過去，大腸內視鏡檢查只有名醫才能施行，一般的實習醫師或初學者根本無法接觸。

縱使累積相當的經驗，還是有著許多難以克服的困難點，例如該如何減緩患者的疼痛不適感。即便是到了今日，大腸內視鏡檢查法在肝膽胃腸科當中仍是相當熱門的主題。

話說回來，為何醫學技術不斷進步的今日，大腸內視鏡檢查還是無法普及呢？一樣都是用管子檢查臟器的醫療檢查，為何胃鏡檢查容易施作，而大腸內視鏡的難度就如此高呢？

最根本的問題，在於**有些人容易施作檢查，而有些人卻相當難以施作**。部分患者在接受檢查時，從肛門進入盲腸只需要兩分鐘，但有些患者卻要足足花三小時。有時候甚至換了三位醫師上場，也還是無法讓內視鏡順利進入患者盲腸。

每個人的腸管長短及粗細都差不多，照理來說檢查時間也會相去不遠，但為何會有如此大的差異呢？就在這個疑問的背後，藏著讓我發展出獨家便秘改善法的提示。

我本身並不是什麼名醫，而是花了許多時間苦學大腸內視鏡檢查法，因此我一直在思考，是否有什麼方式能夠簡化這項檢查。首先解釋的是，全球醫師一致認為大腸內視鏡檢查中最難施作的部位是直腸前方的乙狀結腸。

我在驗證並改良傳統檢查法之後，開發出名為**「浸水法」**的檢查方式。這項檢查法的特徵，就是將少量的水注入腸管，藉此排出內部的空氣，接著以扭轉的方式插入內視鏡。

利用這項方法，初學者也能在患者不感到疼痛的情況下，讓大腸內視鏡通過患者的乙狀結腸。就在我寫完這篇論文的隔年，海外就有人發表報告這項檢查法的實用性。

然而「浸水法」在日本推廣得並不是很順利。

就算能夠順利通過乙狀結腸，但大腸內視鏡還是無法進入部分患者的降結腸與橫結腸。

大腸（結腸）可分為以下四個部分。

❶升結腸
❷橫結腸
❸降結腸
❹乙狀結腸

大腸（結腸）主要的四個部分

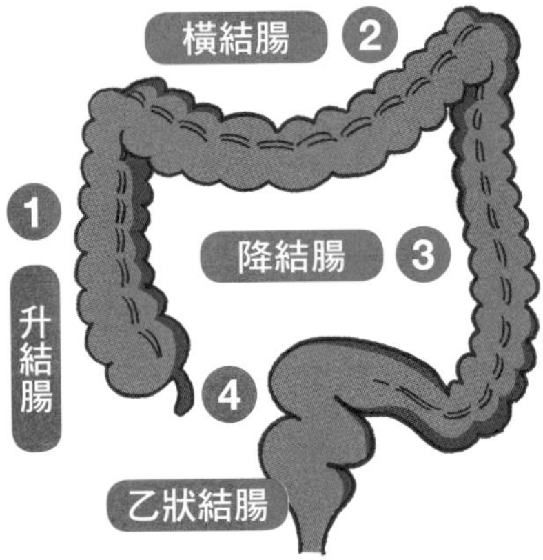

如同其名，乙狀結腸是整個大腸當中最為彎曲的部位。

全球醫師一致認為難以通過的乙狀結腸都能順利通過了，那為何大腸內視鏡會難以通過難度相對較低的降結腸與橫結腸呢？

另外，為何國外的醫師不會遇到這樣的問題呢？這，又是另外一個新的問題了。

何謂「浸水法」大腸內視鏡檢查？

大腸內視鏡檢查是一種從肛門插入內視鏡，藉此從直腸觀察至盲腸的檢查方法。

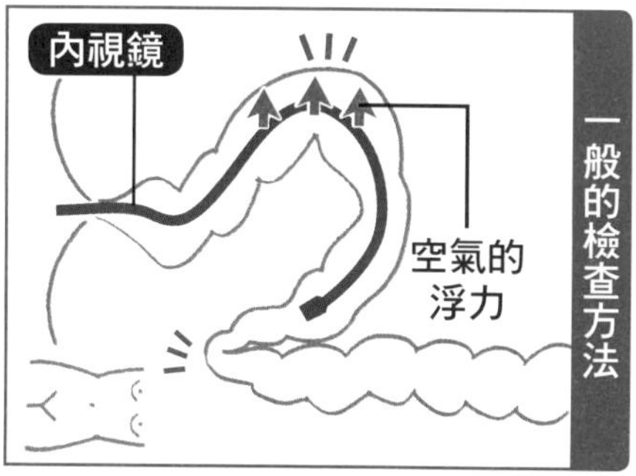

當內視鏡通過乙狀結腸時，管子過直的角度或過度充氣都會導致腸管或腸繫膜伸展及拉扯而引發疼痛。

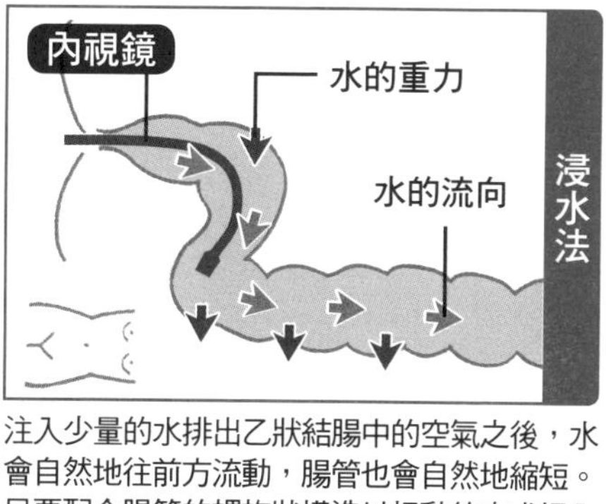

注入少量的水排出乙狀結腸中的空氣之後，水會自然地往前方流動，腸管也會自然地縮短。只要配合腸管的螺旋狀構造以扭動的方式插入內視鏡，就不會引發因為腸管拉長而導致的疼痛感。

※上圖為「左臥位」下所觀察的狀態。

由於我認為必須實際觀察人體的腸管狀態，因此我向母校——慶應義塾大學解剖學研究室的相磯貞和教授與今西宣晶副教授商量後，才有機會解剖30位大體老師，藉此研究人體的腸管形態。

在實際仔細地觀察人體腸管之後，我深深感到驚訝。就連與我一同進行解剖的今西副教授也一樣感到不可思議。在這場解剖研究當中，我們共同的疑問是**「腸管的形狀究竟是誰決定的？」**

其實每個人的腸管形狀都不一樣，腸管形態與教科書相同的人僅有20％而已。

由於腸管的形態相當複雜與多樣化，因此根本無法加以分類。曾經上過解剖課的我，以及多年來指導解剖實習課的副教授，過去都忽略每個人的腸管形狀，**而以為每個人的腸管「都像教科書裡畫的一樣」，長得就像四方形。**

我想，現今仍有許多內視鏡醫師也都那麼認為。

德國人的腸與日本人的腸竟有如此大的差異！

我曾經以客座教授的身分，前往德國的海德堡大學指導三個月的大腸內視鏡課程，而那時候我也面對令我大感意外的事實。我在為100名德國人施作大腸內視鏡檢查後，發現德國人的腸管形狀都像教科書中所畫的四方形。

大感意外的我，於是向幾位海德堡大學放射科教授詢問德國人的腸管形狀。結果他們都回答「德國人的腸管形狀當然都和教科書所畫的一樣，難道日本人不一樣嗎？」

不僅如此，他們還向我展示德國人的注腸檢查照片。沒有錯，德國人的腸管形態確實是四方形。這時候我才發現，教科書中所畫的四方形腸管形態是以歐美人為藍圖，畢竟解剖學教科書都是歐美人所寫。

在日本，每個人的腸管形態都不同，而且形狀也都呈現扭轉狀。

為使觀眾更容易了解，我在電視節目上便為這種常見於日本人的腸管形態命名為「**腸扭轉**（又稱為腸管形態異常）」。我們甚至可以說，「腸扭轉」是造成日本人慢性便秘的成因之一。

「腸扭轉」究竟是什麼？

或許人體腸管看起來原本就是扭來轉去，但事實上腸管如同教科書上所畫的一般，其表面呈現凹凸不平的狀態，而腸管本身則是滑順筆直。透過CT影像（參照P53）就可清楚瞭解「腸扭轉」的扭轉狀態。

大約有八成的日本人，都有「腸扭轉」的問題。

腸管扭轉的狀態類型相當多，但因為原本應該被筆直固定在背部的降結腸**部分未確實固定於背部，因此降結腸彎曲扭轉的狀態**，便是最常見的病例。

另一種常見的病例，就是原本以順時針方向螺旋扭轉的乙狀結腸呈逆時針**方向螺旋扭轉**。由於形態與正常形態不同，因此糞便會變得難以通過，而這種腸扭轉現象又稱為「乙狀結腸扭轉」。

這種「乙狀結腸扭轉」是日本人特有的問題。我在德國說明「浸水法」可簡單治療「乙狀結腸扭轉」時，會場上頓時籠罩著一股不可思議的氛圍。看著大家一臉狐疑，我不禁詢問大家到底怎麼了，沒想到大家都說德國並沒有這樣的病例，這下子反而是我嚇了一大跳。

那麼，其他亞洲國家民眾的腸管又是什麼形狀呢？

這一點的確讓我很在意，但在我的印象當中，韓國人的腸管形狀大多與教科書中所畫的樣子相同，而中國人則是與日本人相同。即便如此，還是要實際觀察過各國患者之後才能下定論。

至於「腸扭轉」與便秘之間的關係，其實**「腸管只要扭轉，內視鏡就會難以通過」**。簡單地說，就是**「腸管只要扭轉，就會難以順暢排便」**。

腸管扭轉究竟是怎樣的狀態？

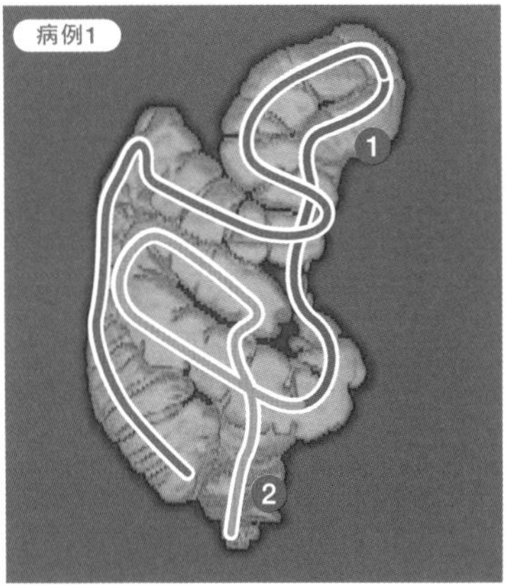

◀❶降結腸往身體中央移動。❷乙狀結腸逆向扭轉，形成一個大大的迴圈。

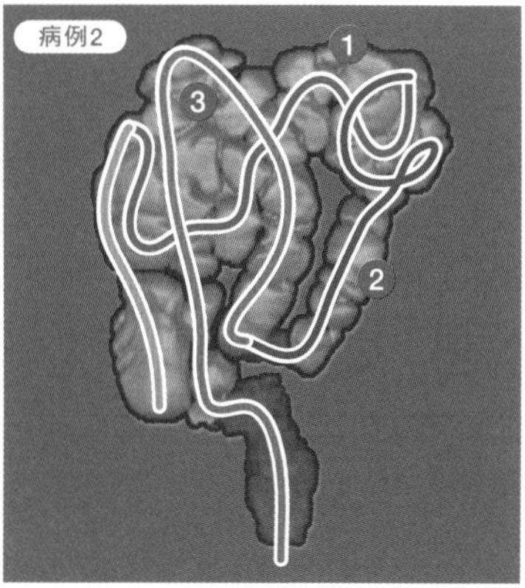

▲❶橫結腸與❷降結腸連接的部位形成兩個迴圈。除此之外，因為❸乙狀結腸的形狀異常，所以明顯變得較長，並跨在橫結腸上方。

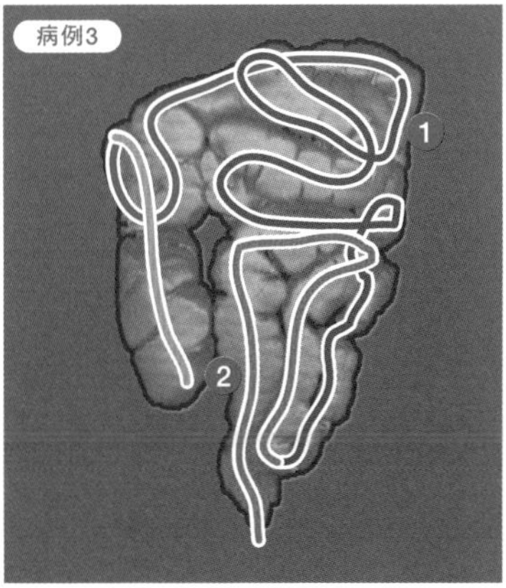

◀❶降結腸於途中脫位，並且形成兩個迴圈。❷乙狀結腸也變得較長。

我想應該有許多人都聽說過「便秘者喝下檢查用的鋇劑之後，會讓便秘更為嚴重，有些人甚至會出現腸阻塞的問題」。其實這是因為凝結成塊的鋇劑卡在腸管扭轉的部位上，因此會引發嚴重的便秘甚至是腸阻塞。

在我施作的檢查病例中，曾經有幾位患者是因為鋇劑引發腸阻塞，甚至有患者還出現腸穿孔而接受外科手術治療。對於因為橫結腸扭轉而使鋇劑卡住，進而引發腸阻塞的患者，只要暫時解決腸管扭轉的狀態，就可順利將鋇劑排出體外。我曾經針對幾位這樣的腸阻塞患者施行內視鏡檢查，結果發現他們的乙狀結腸或降結腸都有嚴重扭轉的問題存在。

腸扭轉引發便秘的原理

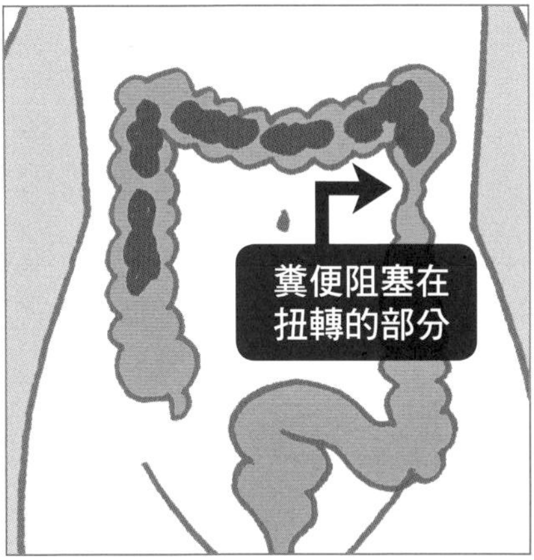
糞便阻塞在
扭轉的部分

腸扭轉…

當腸管發生扭轉，扭轉的部位就會變窄。如此一來，變窄的部分就會顯得僵硬，造成糞便難以通過，最後就會引發便秘。

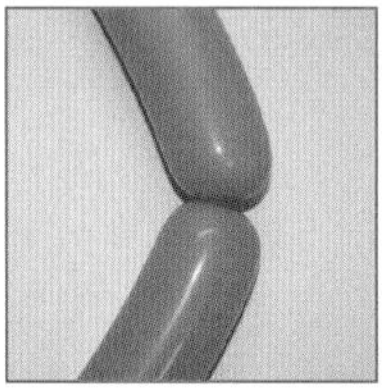

扭轉的氣球

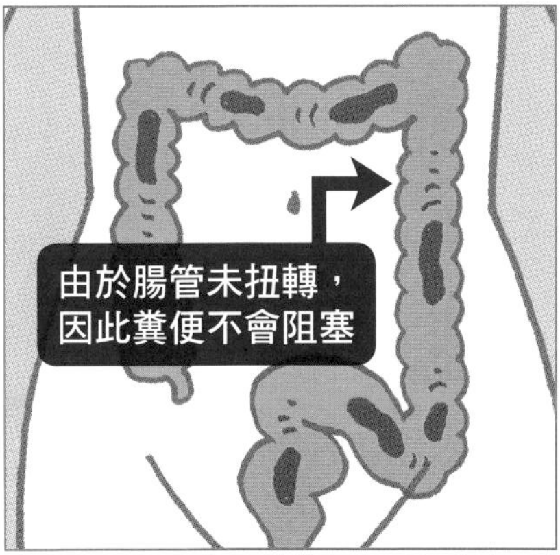
由於腸管未扭轉，
因此糞便不會阻塞

正腸的腸管…

若是腸管無扭轉問題，腸管就不會有變窄的部分，因此糞便就能順暢地通過。

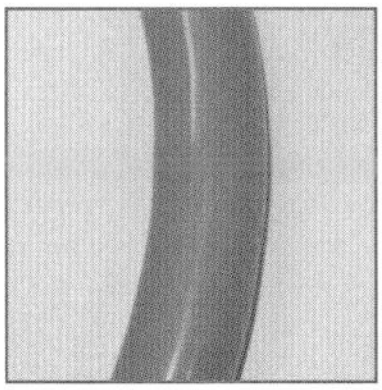

未扭轉的氣球

堆積的糞便會導致腸管不斷伸展!?

我曾經提過，日本人體內扭轉的腸管會使糞便卡住無法正常通過，進而造成糞便堆積在腸管之中。一般而言，腸管容易發生扭轉的部位有以下三處。

1 橫結腸到降結腸的彎角
2 降結腸
3 乙狀結腸

絕大部分的患者，都是這三個部位其中一處或數處發生扭轉，造成糞便無法順利通過，因此糞便就會不斷地堆積在扭轉部位上。

不知道各位是否曾經想過，人體內部究竟能夠堆積多少糞便？

事實上，我體內曾經堆積約2公斤左右的糞便。在改善腸管阻塞的問題之後，我反而因為排便量過多而擔心這下子輪到馬桶被塞住了。

事實上，有不少患者體內堆積的糞便量**多達4公斤**。沒想到人體內會堆積如此多的糞便，相信許多人聽到後都會感到不可思議吧？

一旦糞便過度堆積，糞便的重量及體積就會讓腸管變長與變粗。如此一來，腸管就會扭轉得更加複雜而使糞便更為難以排出，接著腸管就會變得更長。隨著**糞便量愈堆愈多，糞便的重量甚至會使腸管朝骨盆下垂**。

在為身受便秘所苦的患者拍攝X光片後，有時會發現連結身體右側以及左側腸管的橫結腸部位上（肋骨下方一帶）空無一物。因為橫結腸下垂至骨盆，造成原本該有腸管分布的部位空蕩蕩，這聽起來真的很嚇人。

那麼，腸管一旦下垂就會無法再恢復原狀嗎？事實上，答案是否定的。透過X光攝影觀察便秘的改善過程後，可發現大腸內的糞便量一旦減少，原本落入骨盆的橫結腸就會再次慢慢地往上抬高，也就是長度縮短的意思。

即便如此，若腸管持續被拉長與拉寬20年以上，那麼腸管的神經自然會受到傷害，如此一來恐怕就會無法恢復原狀。若傳統的便秘改善法都無法解決您的便秘困擾，那麼就應該懷疑自己是否有腸扭轉的問題。

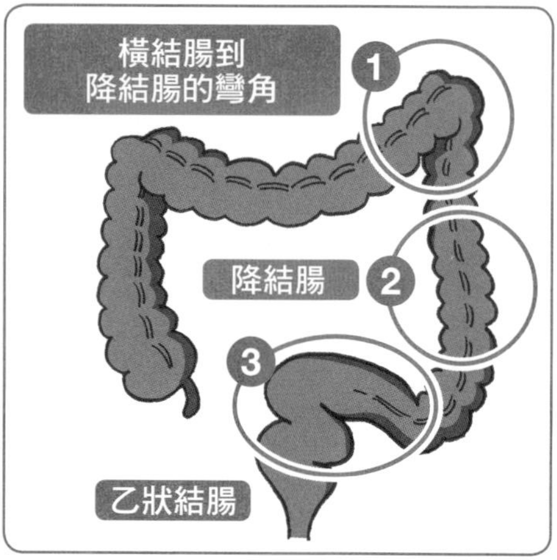

腸管容易發生扭轉的三處。

❶ 橫結腸到降結腸的彎角
❷ 降結腸
❸ 乙狀結腸

有些人拍X光片後，會發現「腸子不見了！」

我將焦點鎖定在「腸扭轉」是引發便秘的成因之一上，同時開發能改善腸扭轉問題的「搖腸按摩法」，並在電視節目及書籍上發表之後，許多患者都會語帶感謝地表示「便秘治好了」、「就算不吃藥也能正常排便了」。

多虧大家熱情地口耳相傳，才能讓更多人知道搖腸按摩法。同時間，前來久里濱醫療中心的患者狀況也出現明顯變化。雖然「腸扭轉」造成的便秘患者人數變少了，但搖腸按摩法所難以改善的「腸下垂」患者卻逆勢增多。

事實上，腸扭轉有個相當明顯的特徵，那就是伴隨便秘發生的「腹痛」。特別是在排便前會出現腹痛感，**若是疼痛部位固定，就代表該部位的腸管可能發生扭轉**。

這邊要強調一點，那就是**腹痛代表著腸管正在活動**。雖然腸管在活動，但因為糞便卡在腸管扭轉處，所以才會導致腸管內壓上升而引發腹痛。

若是會出現這樣的疼痛感，就代表可能是腸扭轉所引起的便秘，所以應該可以利用搖腸按摩法加以改善。就在電視節目介紹搖腸按摩法的隔日，就有患者打電話來醫院詢問：「排那麼多便是正常的嗎？」，甚至在節目播放完畢之後，網路上馬上就有觀眾反應「按摩後馬上就排出大量的糞便！」以及「幾十年來的便秘困擾，沒有吃藥就治好了！」

從這些觀眾的反應來看，不難發現搖腸按摩法對於腸扭轉引起的便秘改善效果相當顯著。

在錄健康資訊節目《全民家庭醫學》的「腸扭轉」特輯時，我曾經針對五位可能有腸扭轉問題的民眾施作內視鏡與CT檢查，結果發現其中四人確實有腸扭轉問題，但其中一人的狀況卻不同。那位民眾腸管彎曲的狀態相當複雜，不只是腸管彎曲與重疊，甚至在站立時會有腸管落入骨盆中的現象發生，而這種問題就是所謂的**「腸下垂」**。

腸下垂的實際狀態

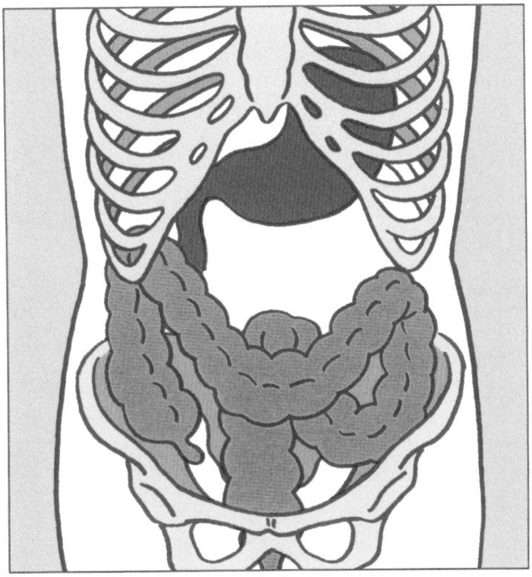

原本應該位於肋骨下方的橫結腸往下落，並且複雜重疊於骨盆當中的狀態。一般而言，此類患者的大腸長度往往偏長。

腸扭轉與腸下垂的共通特徵為「伴隨腹痛的便秘」，但因為「腸下垂」的患者比例較低，所以在有限的錄影過程中，我僅說明「腸下垂和腸扭轉並不同」。因此，我認為現在是一個明確區分「腸扭轉」及「腸下垂」治療法的時機。最大的原因，在於腸下垂是指腸管落入骨盆之中，因此搖腸按摩法並無法發揮功效。

比「腸扭轉」更糟糕的「腸下垂」是什麼？

在區分腸扭轉與腸下垂時，有以下特徵可參考。

腸扭轉＝部分大腸腸管扭轉。
腸下垂＝大腸腸管從正常位置下落至骨盆當中。

醫學教科書上寫著，人類大腸中的升結腸與降結腸都固定在腹部靠背側的部位上。由於腸扭轉患者的降結腸並未確實固定住，因此腸管會呈現彎曲扭轉的狀態。

另一方面，**腸下垂則是升結腸與降結腸都未確實固定於腹部中靠背部的定位上**。因此腸下垂患者無論是坐著或是站著，腹部原本應該呈現四方形分布的**大腸會因在重力影響下，朝著骨盆彎曲並落下**。

由於整個大腸彎曲地落入骨盆當中，因此腸下垂患者的**大腸彎曲角度比腸扭轉大，因此造成糞便更加容易阻塞**。正因為是腸管整個落入骨盆，所以一般運動並無法搖動腸管，**因此就算運動也無法發揮太大的改善效果**。

由於腸下垂患者的腸管大多不在正常的位置上，因此腸扭轉患者之間見效的按摩法用在腸下垂患者身上較不具效果。

另外，有些人明明就不胖，大小腹卻異常突出。若是減重後發現腰部及腿部都變瘦，唯獨**下腹仍然突出的話，就代表很有可能是腸下垂所引起**。

腸下垂在臨床上又稱為腸道旋轉不良（malrotation）。由於整個腸管是由名為腸繫膜的薄膜所固定，因此對於內視鏡醫師而言，腸下垂的內視鏡檢查相當難以施作。接下來，我再來重新整理腸扭轉與腸下垂各自的特色，請各位注意以下項目。

腸扭轉便秘的特徵

- 從小就有便秘問題
- 伴隨腹痛的便秘
- 雖然便秘，有時會有腹瀉或軟便問題
- 運動後排便較順暢

此外……

腸下垂便秘的特徵

- 即使運動也無法改善便秘問題
- 站立時腹部以下的部位往外突出

一旦腸管扭轉或是未固定在正確位置上的彎曲折疊，糞便自然無法順利通過並排出體外。正因為成因出在腸管的形狀，所以就算以傳統方式補充再多的膳食纖維或乳酸菌，最後還是無法改善便秘困擾。

我發現這些患者大多長期服用瀉藥，甚至因此使得便秘問題更加嚴重。

在著手改善便秘問題之前，建議先判斷自己的便秘是否因為腸扭轉或腸下垂所引起？接下來，若您是因為腸扭轉或腸下垂而引發便秘，那麼你就不應該再依賴瀉藥等藥物，而能夠選擇我曾經數次介紹過的「搖腸按摩法」等其他方式，這樣才能有效改善便秘問題。

原因不明的胃痛可能是便秘引起！

便秘可能會引發意想不到的身體不適症狀。

許多便秘患者都表示自己「胃會痛」，而絕大部分的患者也都會接受內視鏡檢查，但最後卻發現「胃沒問題，但胃部卻會痛」。

當然，有不明胃痛時務必到醫院接受檢查，以確認是否為胃潰瘍、胃癌或是胰臟異常所引起。若不是胃或胰臟所引起，那麼這種胃痛就可能是便秘所造成，因此就算服用再多的胃藥，還是無法緩解胃痛不適。

胃部位於左胸下方，也就是橫結腸與降結腸的連接部位上。當橫結腸與降結腸連接部位因腸扭轉發生扭動，或因為腸下垂發生腸管重疊時，糞便就會卡在這些異常部位上。此時，由於腸管不容易推出糞便，**因此會在腸管痙攣或腸管內壓上升的狀態下引發疼痛。**

最好的證據，就是便秘一改善，胃部附近的腸管就會暢通，而胃痛也會立即獲得緩解。這時候患者才會發現，「原來自己不是胃痛，而是便秘引發的疼痛」。

此外也有報告指出，便秘可能和引發火燒心，也就是胃酸逆流所造成的逆流性食道炎或引發胃悶等症狀的機能性胃腸障礙有關。

這些我們平時可見的症狀，其實會引起一個明顯的現象。

在施作大腸內視鏡之前，我們都會淨空患者的腸道，因此會讓患者先喝下兩公升左右的洗腸液。雖然量有點多，但沒有便秘問題的人大多能順利喝完。另一方面，便秘患者可能會無法喝完如此多的洗腸液，甚至有人只喝一點就嘔吐。

無法順利喝完洗腸液的人，絕大部分是腸管複雜扭轉的「腸扭轉」或「腸下垂」便秘患者。由於這些患者的腸管扭轉或彎曲，導致糞便卡住而使得洗腸液無法順利流動，最後因為逆流而引發嘔吐。

為解決此現象，久里濱醫療中心引進伸展操。也就是讓患者在伸展或扭動身體的同時喝下洗腸液，如此一來就可預防洗腸液逆流所引起的嘔吐。

真正痛的不是胃 而是肋骨下方的腸管！？

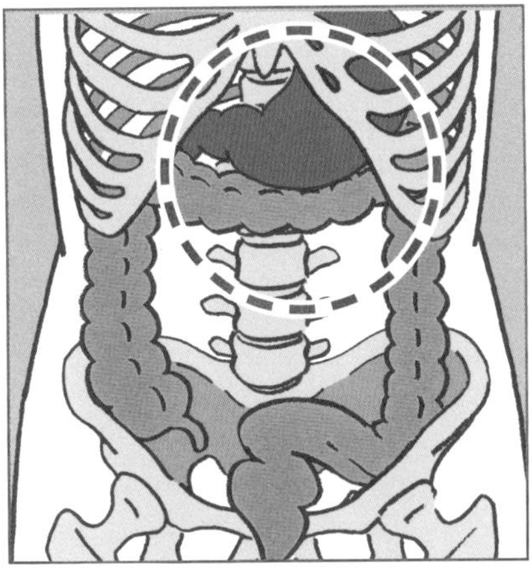

胃與橫結腸幾乎同時位於肋骨下方。因此，當橫結腸與降結腸連接部位有糞便阻塞而引發腹脹時，就會引發腸管疼痛，而不是誤以為的胃痛。

「腸扭轉」及「腸下垂」所引起的便秘，無法用傳統的方式改善！

在施作大腸內視鏡檢查時，有時會發現部分患者的腸管明顯扭轉，但患者本身卻沒有便秘的問題。這些人有個共通的特色，那就是他們從以前開始就有運動習慣。有些高齡60歲的患者說「我偶爾會跑跑步」，另外也有人表示「我每天跑5公里，還做200下仰臥起坐」。

這些患者在切除瘜肉並回家靜養後，沒多久就會因為嚴重便秘而慌張地回來醫院報到。當然，當他們結束休養而恢復運動習慣之後，便秘的問題就會自然獲得改善……。

我並不是鼓勵大家要瘋狂的運動，但從這些實例來看，不難發現運動確實有助於改善便秘。

雖然大家都知道運動有好處，但要馬上開始運動卻又有點困難。平時沒有運動習慣的人，一旦突然大量運動，很容易會引發肌肉痠痛，有時甚至會引發膝痛或是腰痛。然而最大的問題，還是在於難以持之以恆。

在這樣的背景之下，我運用為腸扭轉患者施行內視鏡檢查的技術，開發出刺激效果與運動相同的「**搖腸按摩法**」。

關於搖腸按摩法及腸下垂按摩法，我會在下一章做詳細說明，在本章希望各位先牢記以下五個重點。

□ 若是「攝取膳食纖維」或「充分攝取水分」等傳統方式無法改善帶有腹痛的便秘問題，就代表可能是腸扭轉或腸下垂所引起。

□適合腸扭轉型便秘的改善方法↓**搖腸按摩法**

□若搖腸按摩法也無法改善，就可能是腸下垂所引起的便秘。

□適合腸下垂型便秘的改善方法↓**腸下垂按摩法**

□便秘是與生俱來的體質！

只要選擇適合的便秘改善法，就不需要太為難自己了！

專欄

即便沒有壓力，也可能罹患「過敏性腸道症候群」

過敏性腸道症候群的症狀與便秘不同，但卻是近年來病例不斷增多的腸道疾患。

事實上，過敏性腸道症候群的患者人數與便秘人數相近，大約有10∫20%的民眾罹患過敏性腸道症候群，而且與腸扭轉或腸下垂也有關。

過敏性腸道症候群的定義是伴隨腹痛發生的腹瀉或便秘，許多患者都有「搭車通勤時會突然感到腹痛」或「在重要的工作之前總是會拉肚子」等困擾。

一般在通勤電車或會議中等等會感到壓力的狀態下，「無法立即上廁所」的條件會使患者更加慌張而出現症狀，這是相當典型的心理疾患。過敏性腸道症候群大致可分為以下幾種類型。

・糞便水分減少而變硬→　便秘型
・糞便水分增多而腹瀉→　腹瀉型
・便秘與腹瀉交互出現→　複合型

其實我最早感興趣的主題不是便秘，而是過敏性腸道症候群。雖然我很樂見於民眾透過電視節目知道有過敏性腸道症候群這個疾病，但可惜的是一般民眾都認為過敏性腸道症候群＝心理疾患。

其實許多患者並沒有心理壓力的問題，特別是便秘與腹瀉交互出現的複合型，幾乎與心理壓力沒有關聯。

我在開發「浸水法」幫助患者可在無麻醉狀態下，接受無痛大腸內視鏡檢查時，發現過敏性腸道症候群患者及曾有相關病史的民眾，在接受檢查時都會因為緊張而有腸管過度活動的狀況。這種腸管活動的狀態，其實與腹瀉時的腸管狀態相同。

相反地，我以未麻醉的方式為過敏性腸道症候群的患者施行檢查後，發現並不是每一位都有腸道蠕動的情況發生。若是因為心理壓力的影響，或是因為內視鏡檢查而感到緊張，未麻醉的檢查方式一定會讓腸道蠕動。

有些過敏性腸道症候群患者在檢查過程中，即便是感到緊張，其腸管還是不會活動。這些患者的共通特徵，就是難以施行檢查，也就是腸管本身有問題的「腸扭轉」或「腸下垂」患者。

我剛剛提過，一旦腸管扭轉或彎曲，糞便通過腸管的狀況就會出現變化，「即便腸管收縮活動，但因為腸管扭轉而卡住」，如此一來患者就會感到腹痛。若是太久未排便，很可能會引發腸阻塞，這時候我們通常會使用瀉藥來幫助患者緩解排便問題。因此，「腸扭轉」及「腸下垂」所引起的便秘一旦變得嚴重，在排出卡在腸管裡的硬便後，就會隨著排出大量較軟的糞便，如此一來就會引發「便秘與腹瀉反覆發生」的狀況。

在瞭解這些狀態之後，我發現引發「腸扭轉」與「腸下垂」的過敏性腸道症候群與心理問題完全無關，只要緩解腸管扭轉或下垂的問題，患者的症狀就可以獲得解決。

事實上，患者是否因為壓力而引發症狀的問題，其實只有患者本人最清楚。若是沒有心理壓力，卻尋求心理治療的管道來改善過敏性腸道症候群，最後還是無法獲得任何改善。

第3章

可改善長達30年便秘問題的「搖腸按摩法」

「搖腸按摩法」所帶來的全新便秘改善法

有些人嘗遍了可改善便秘的方法，但最後卻一點效果也沒有。過去我總告訴患者，若有這樣的問題，就表示可能是「腸扭轉」或「腸下垂」所引起。

在上一章當中，我曾經提到引發便秘的原因包括生活習慣、心理壓力、自律神經或荷爾蒙失調等因素。

引發便秘的成因相當多，但運動選手卻不會便秘。雖然便秘門診不見運動選手的蹤影，但卻有許多停止運動生活的前運動選手前來就診。一旦停止運動，選手們也會像一般民眾一樣面臨便秘問題。即便如此，只要他們再次展開運動生活，便秘問題就可迎刃而解。

簡單地說，「運動可使人不知便秘為何物」，因此運動習慣在改善便秘上是相當重要的一環。

關於便秘改善法的研究相當多，其中**可信度最高的改善法為運動**。當然，在遺傳與體質等先天因素影響下，有些人動不動就便秘，但有些人卻不容易便秘，但**引發便秘的最大主因是運動不足**。

日本大約有八成民眾有「腸扭轉」或「腸下垂」的困擾，但並非所有人都有便秘問題。運動及不運動，其實與便秘及不便秘有著相當密切的關係。即便如此，並非所有人都能夠立即展開能夠持續進行的運動。突然運動身體可能造成膝部或腰部傷害，尤其是上了年紀的民眾更是要小心注意。一旦弄傷膝部或腰部，可能會使自己有段時間無法運動，如此一來就會讓便秘的問題更加嚴重。

另外，許多人在便秘時都會心情不好，因此很少人會在這個時候積極地告訴自己「既然便秘就來好好地運動吧！」

在這樣的背景之下，我針對腸扭轉及腸下垂所引起的便秘問題，開發出可搖晃腸管的「腸扭轉按摩法」及「腸下垂按摩法」。

這項按摩法**可像運動一樣讓腸管搖動，藉此讓扭轉的腸管鬆開來**。對於腸下垂患者而言，一般運動並無法發揮改善便秘的效果，但目前人們已經發現草裙舞及肚皮舞等運動能有效搖動骨盆內部器官，因此我在按摩法中加入可抬高骨盆內部器官的搖晃動作。

無論是哪一項運動，都能**讓糞便不容易卡在腸管的扭轉部位上，因此可幫助糞便順暢通過腸管**。

在我過去施行內視鏡檢查的經驗當中，要將內視鏡插入腸扭轉及腸下垂患者體內是一件相當辛苦的事情。為了更順暢地插入內視鏡，我會請患者壓迫自己的腹部，協助我調整腸管的形態。如此一來，患者原本扭轉的腸管會逐漸鬆開，而我就能輕鬆地插入內視鏡。只要壓迫腹部就能讓扭轉的腸管鬆開，使內視鏡可以順暢通過腸管。既然如此，用相同的方式不就能讓糞便更輕鬆地排出體外了嗎？

「腸扭轉按摩法」及「腸下垂按摩法」就是運用這種腸管現象所開發，因此在施作檢查時，請便秘患者壓迫自己的腹部之後，便能夠獲得良好的效果。

如同前述，在電視節目與雜誌報導後，許多患者都紛紛表示「過去治不好的便秘問題改善了」。

至於腸下垂，之前我在電視節目的實驗中，曾讓腸下垂患者以倒立姿勢拍攝X光片，結果發現下垂的腸管正常往上推動了。也就是說，

- 下垂的腸管並非緊黏在骨盆底部
- 些微刺激就能使腸管移動

因此對於腸下垂患者，除「搖腸按摩法」之外，我也同時指導患者進行「腸下垂按摩法」。就結論而言，絕大部分的腸下垂患者都表示自己的便秘問題獲得戲劇般的改善。

無論是腸扭轉或腸下垂都是與生俱來的問題。很可惜的是，我們並沒有辦法改變腸管形態。然而，在按摩法的幫助之下，扭轉的腸管可暫時鬆開或往上抬升，因此可改善患者的便秘困擾，只要便秘獲得改善，腸管就會縮短並且變得不容易便秘。建議各位一開始先從按摩法開始，讓自己的腸管好好地蠕動吧！

透過自我檢測來探索腸管的形狀

讀到這邊，相信許多人應該都很好奇自己的腸管究竟有沒有腸扭轉或腸下垂的問題。一般來說，若是未接受X光攝影檢查，通常難以確認腸管的形狀，不過還是有個可簡單確認的方法。

請各位從A、B兩區中，確認是否有符合自身狀況的項目。

問題A

1：從小就有便秘困擾
2：曾經有過伴隨腹痛的便秘經驗
3：便秘之後曾接著腹瀉或排出軟便
4：一減少運動量就會便秘

問題B

5：即使運動也無法改善便秘

6：相較於臥姿而言，站立時小腹容易突出

各位的確認結果如何呢？

〈診斷結果〉

問題A中符合2項以上者↓腸扭轉

問題A中符合2項以上，且問題B中符合1項以上者↓腸下垂

若在這項檢測當中發現符合自身狀況的選項，就代表您可能有腸扭轉或腸下垂的問題。接下來，我就針對各選項進行詳細說明。

❶ 從小就有便秘困擾

人體腸管的形狀，**在母親腹中就已經成形**。降結腸或乙狀結腸扭轉，以及腸管容易扭轉的腸管特徵，都是先天性問題。

雖然孩童的運動量比成人大，但若是從小就有便秘問題，就代表腸管天生容易扭轉，造成糞便難以正常通過腸管，如此一來就會引發便秘。

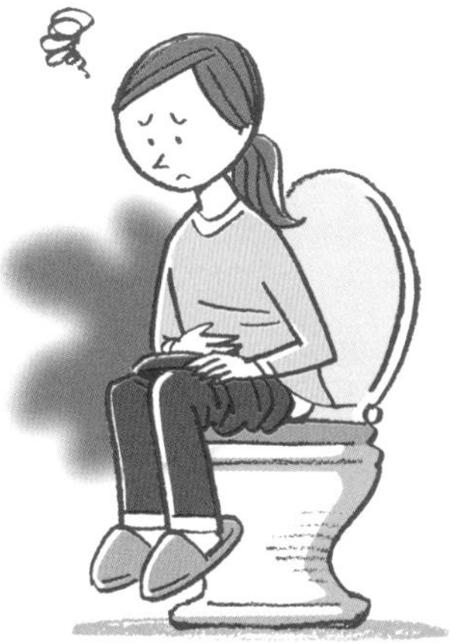

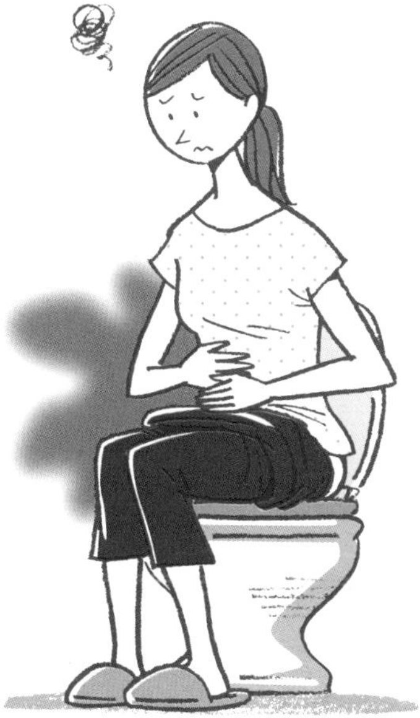

❷ 曾經有過伴隨腹痛的便秘經驗

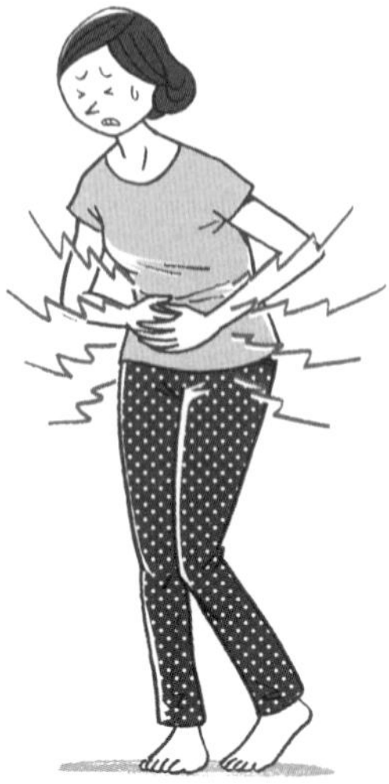

當腸管蠕動並欲排出糞便時，若因為糞便難以排出而造成腸管內壓上升時，就會引發伴隨腹痛的便秘。最常見的狀況是**腸管扭轉造成糞便卡在其中**，而疼痛部位通常是腸道扭轉部位周圍或靠上端的位置。

❸ 便秘之後曾接著腹瀉或排出軟便

「便秘與腹瀉反覆發生」是過敏性腸道症候群（參照P73）常見的症狀。

雖然便秘與腹瀉是過敏性腸道症候群的典型症狀，但經常反覆便秘與腹瀉的患者通常都有腸扭轉的問題。當較硬的糞便卡在扭轉的腸管時，通常會引發伴隨腹痛的便秘。如此一來，糞便就會持續堆積在扭轉腸管以上的部位，這時候腸管會下達「腸管阻塞會危害生命安全」的判斷，進而促使上端的糞便變軟。

這個機制往往可見於腸扭結或大腸癌引發的腸阻塞上。在發生腸扭結或是因為大腸癌所引起的腸阻塞時，上端腸管中通常塞滿了較軟的糞便。

簡單地說，在自我防禦機制的運轉下，當腸管快阻塞時，上端的糞便就會變軟，藉此防止腸管完全阻塞不通。

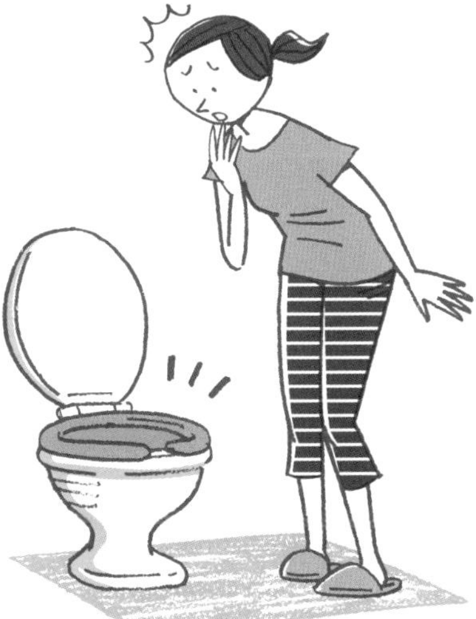

4 一減少運動量就會便秘

糞便會通過像是管子般的腸道，最後再被排出體外。請想像一下一顆球卡在管子當中的狀態，當球卡在管子扭轉或彎曲的部位時，只要稍微搖晃或是拍打，就可讓管子裡的球更容易通過其中。

其實腸管也一樣。透過運動經常搖晃腸管的話，就能緩和腸管扭轉或彎曲的狀態，如此一來就可防止糞便卡在腸管當中。

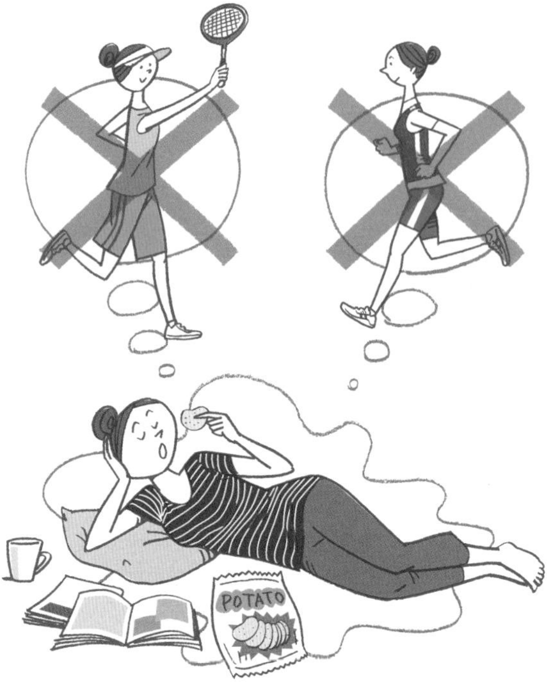

一旦運動不足，糞便就會容易卡在腸管扭轉或是彎曲的部位上，進而容易引發便秘。因此運動不足所引發的便秘，其實背後的成因很有可能就是腸扭轉。

近年來六十歲前後的男性便秘患者增加，其成因也都可能是運動不足。這些男性患者原本都有腸扭轉問題，但因為工作時會不斷活動身體，因此原本並沒有便秘困擾。直到退休後運動量突然大幅降低，便秘問題也就伴隨而來了。

5 即使運動也無法改善便秘

由於腸下垂患者的腸管會落入骨盆當

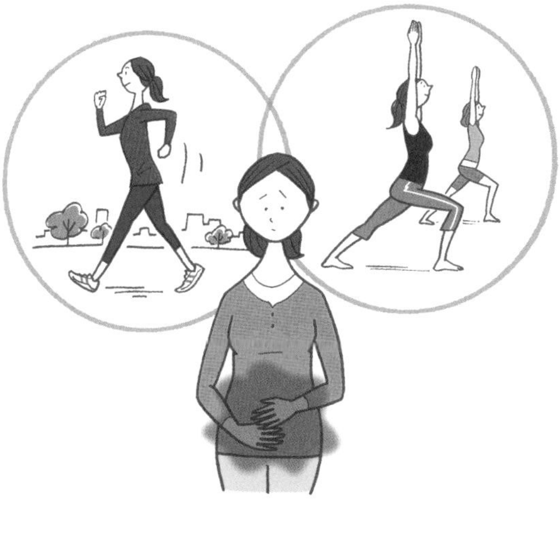

中，因此輕微的運動並無法改善此類患者的便秘問題。若是經常運動卻還是無法改善便秘的話，就很有可能是腸下垂所引起。

❻ 相較於臥姿而言，站立時小腹容易突出

小腹只有站立時突出，是腸管因為重力下垂引起，是腸下垂的特徵之一。

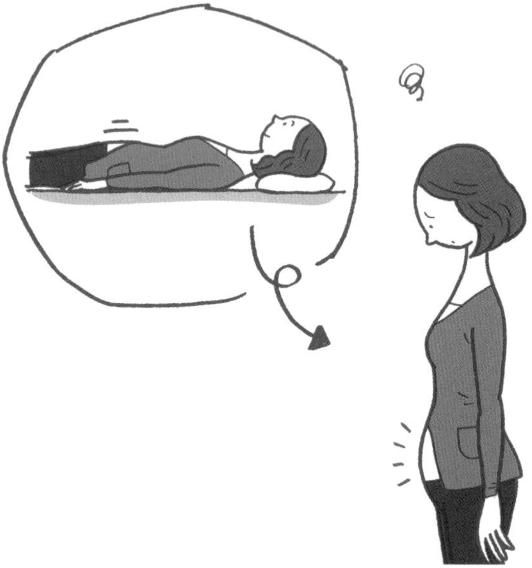

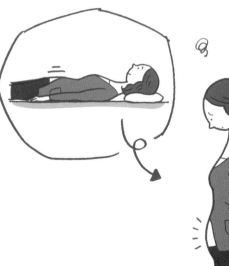

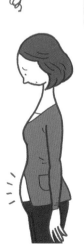

「搖腸按摩法」的施作步驟

接下來，就讓我們開始按摩吧！一開始先來學習搖腸按摩法的步驟。基本的按摩步驟為以下三個步驟。若懷疑自己可能有腸下垂問題，就請加上步驟4。

雖然大腸其他部位也可能發生扭轉，但只針對三個部位施行三個按摩步驟其實是有原因的。如同先前所說，**若腸管扭轉部位接近小腸（從升結腸到橫結腸中央），此時糞便還不會變硬**，所以並不會引起便秘。因此，只需要針對降結腸（步驟①）、乙狀結腸（步驟②）及橫結腸與降結腸連結處（步驟③）等三個部位進行按摩刺激即可。另外，食物在胃部及小腸受到消化後會呈現液狀。雖然小腸彎曲程度比大腸明顯，但因為食物呈現液狀關係，所以並不會發生阻塞問題。

按摩步驟

步驟❶ 搖晃降結腸↓左腹咚咚輕敲按摩法

步驟❷ 搖晃乙狀結腸↓下腹咚咚輕敲按摩法

步驟❸ 搖晃橫結腸及降結腸連結部位↓上半身扭動按摩法

腸下垂患者請加上以下步驟

步驟❹ 拉抬整個腸管↓抬腸按摩法

以下為各步驟的詳細解說。

步驟❶ 搖晃降結腸↓左腹咚咚輕敲按摩法

降結腸原本就被筆直固定在背部，所以應該是沒有什麼問題的部位，但許多日本人的降結腸都沒有被固定住，所以才會出現彎曲或扭轉的問題。一旦降結腸出現彎曲或扭轉，就很容易因為糞便被卡住而引發便秘。

步驟 2 搖晃乙狀結腸↓下腹咚咚輕敲按摩法

乙狀結腸是糞便硬度最高的部位，所以也是最容易出現問題的地方。常見於日本人的「乙狀結腸扭轉」，就是乙狀結腸的形態異常所引發，在西方各國當中，幾乎不見「乙狀結腸扭轉」的相關病例。

之前曾經流行過「繞圈按摩法」，也就是以畫圈的方式在腹部上方按摩，藉此幫助阻塞的糞便流動。然而，腸管本來就不是繞著圈分布於腹中，而且光是用繞圈的方式並無法讓彎曲的腸管變直，因此這種按摩方式一點意義也沒有。改善便秘的重點，在於透過搖晃的動作協助腸管活動，藉此紓解糞便卡在腸管中的狀況。

步驟3 搖晃橫結腸及降結腸連結部位↓上半身扭動按摩法

由於橫結腸及降結腸的連結部位受肋骨所包覆，因此並沒有辦法用手指直接按壓。在這邊，我們可利用扭動身體的方式，晃動位於肋骨內側的腸管。只要搖晃身體，就可讓橫結腸及降結腸的連結部位鬆開。

步驟4 拉抬整個腸管↓抬腸按摩法

想像著將下垂的腸管恢復原位地用雙手往上拉抬。先前我曾經提過，在為倒立的患者施行X光攝影檢查後，我發現這個動作會讓下垂的腸管往上抬高。雖然腸管平時會因為重力影響而下垂，但只要方式正確就可讓腸管活動，並使糞便不易卡在腸管之中。只要持續進行按摩，大部分的腸下垂患者都能改善便秘困擾。

或許有人會不禁懷疑，輕輕敲打腹部，讓腸管稍微活動的方式，真的能緩解腸管扭轉的問題嗎？在看過下面兩張按摩前後的對照圖之後，相信各位都能明確看出腸管扭轉的狀況獲得改善。

搖晃後可緩解腸管的扭轉狀態

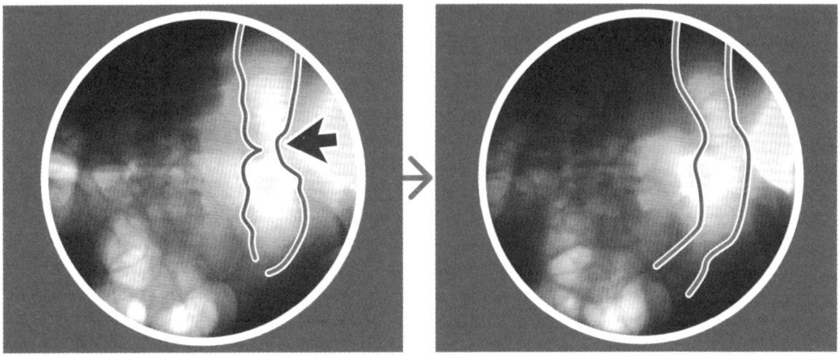

按摩前

透過X光攝影所觀察的大腸狀態。箭頭所指處為腸扭轉部位。由於腸管變細，因此看起來就像是斷成兩截一般。

按摩後

利用按摩的動作搖晃腸管扭轉部位後，原本偏細的部位變粗了。由此可見，來自於體外的動作也能輕鬆刺激扭轉的腸管。

步驟1

改善降結腸的阻塞問題

左腹咚咚輕敲按摩法

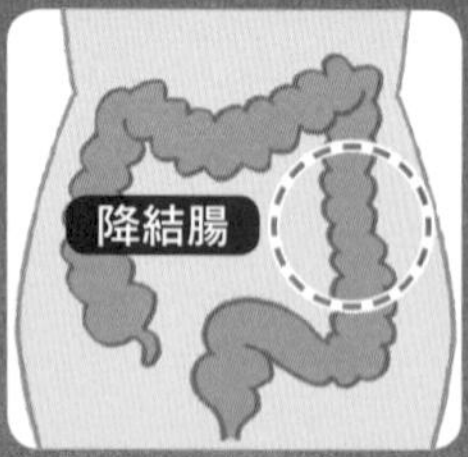

基本姿勢 > **仰臥於地板上，並立起雙膝**

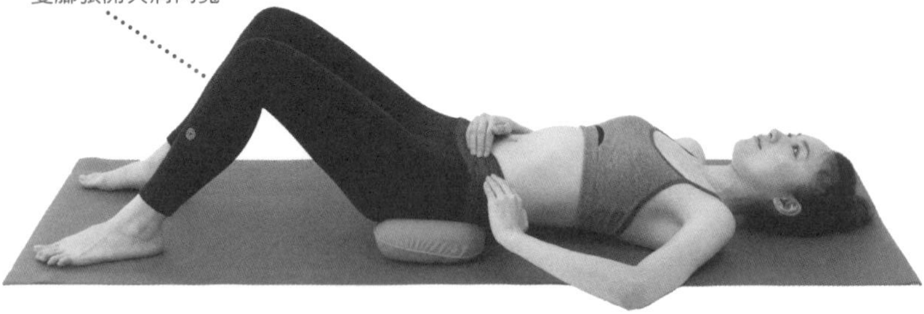

腹部用力會使腸管難以活動，因此請在放鬆的姿勢下進行。在臀部墊上軟墊不只可預防腰痛，還能提升按摩效果。

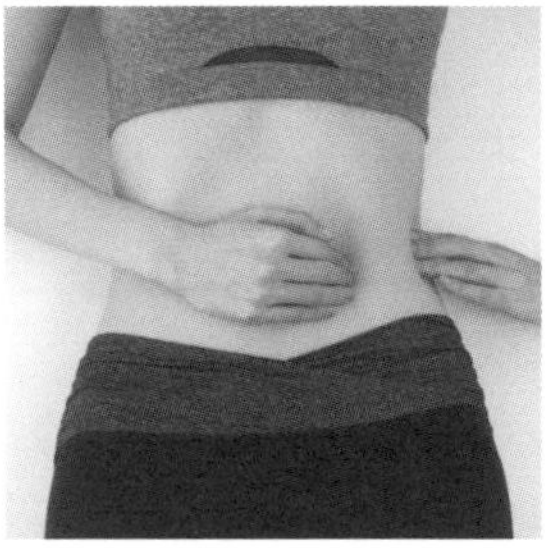

雙手的位置

將雙手置於左腹（肚臍附近與側腹）

將拇指以外的四指置於左腹部（肚臍左下與側腹一帶）。此時請確實伸直手指頭。

腹部內側傳來脈搏的部位是動脈，請勿按摩有脈搏的部位。按壓力道只需讓手指稍微陷入腹部就好。

按摩法 右手與左手交互輕敲與按壓

運用雙手除拇指外的四根手指頭，以連續左右交互的方式按壓，藉此讓縱向分布於左側的降結腸放鬆。

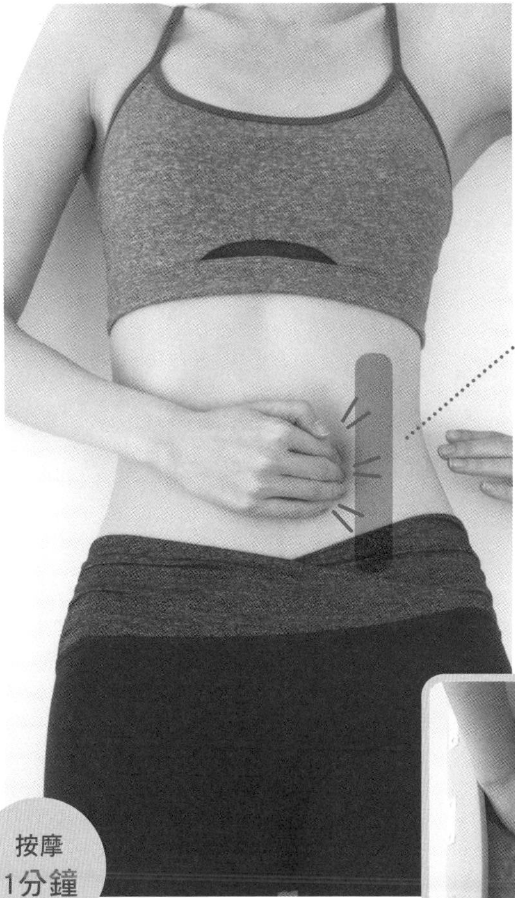

Point
慢慢移動手的位置，於肋骨下方與骨盆之間的範圍內一邊移動一邊按摩。

按摩
1分鐘

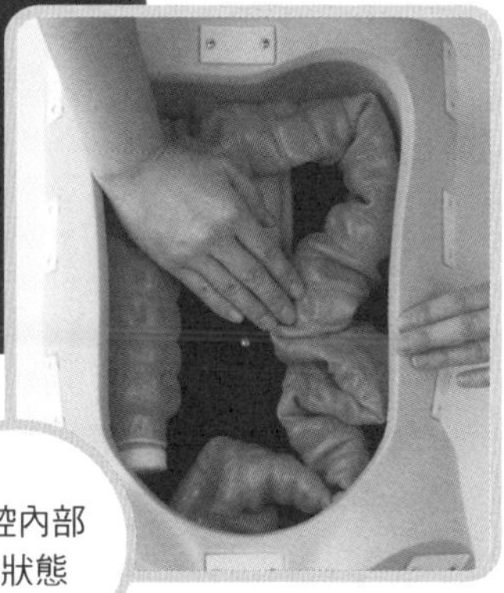

腹腔內部的狀態

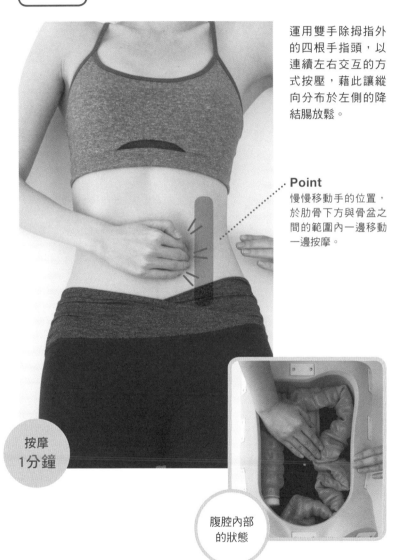

步驟2

改善乙狀結腸的流動狀態

下腹咚咚輕敲按摩法

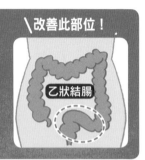

＼改善此部位！／

基本姿勢 仰臥於地板上，並立起雙膝

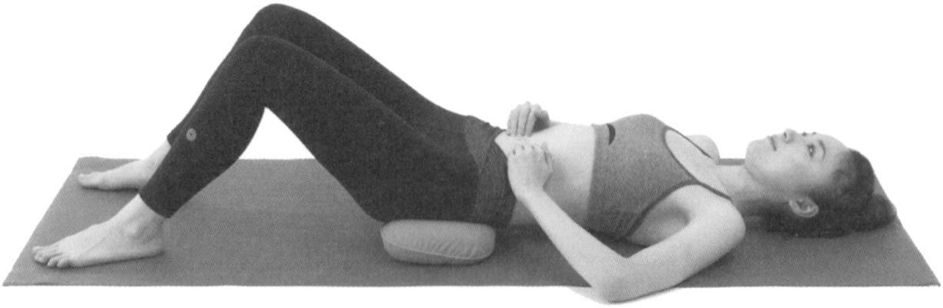

姿勢與左腹咚咚輕敲按摩法（96頁）相同

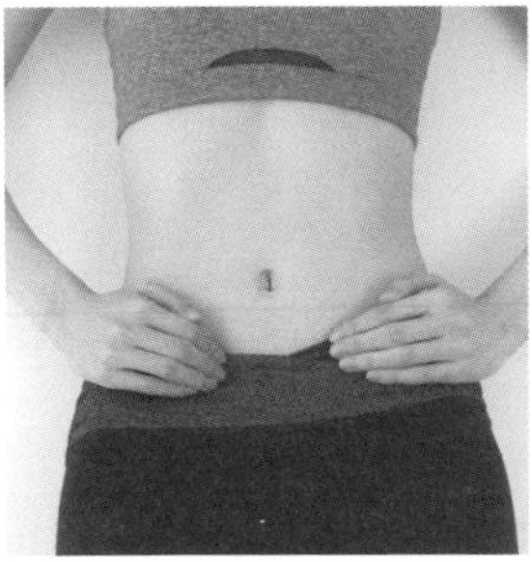

雙手的位置

將雙手置於包圍肚臍的位置

將拇指以外的四指伸直，想像著自己夾住乙狀結腸一般。左右手之間的距離大約是10公分。

腹部內側傳來脈搏的部位是動脈，請勿按摩有脈搏的部位。按壓力道只需讓手指稍微陷入腹部就好。

按摩法 右手與左手交互輕敲與按壓

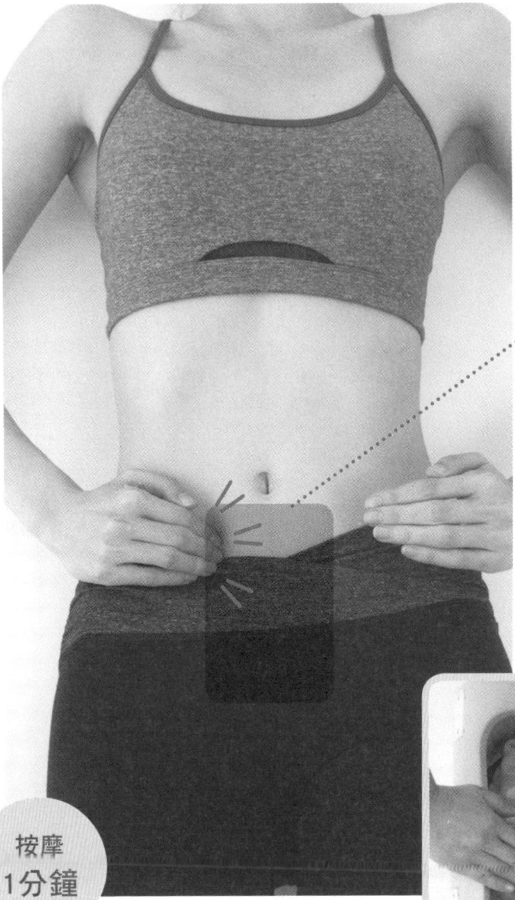

從恥骨上方到肚臍周圍的範圍內，在上下移動雙手的同時施力按壓。此時想像著自己在鬆開腸管。

Point
規律地左右交互按壓。

按摩
1分鐘

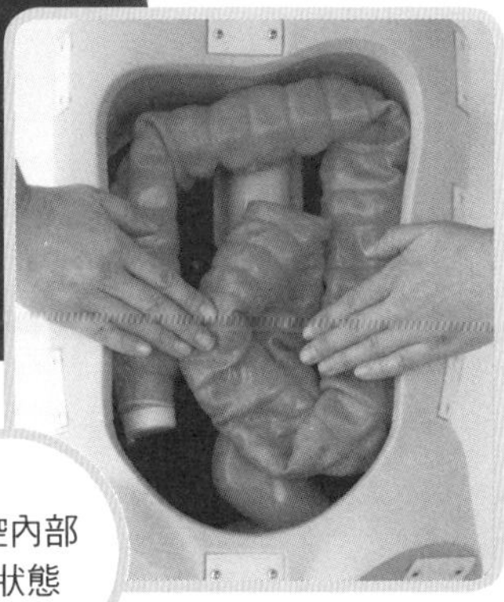

腹腔內部的狀態

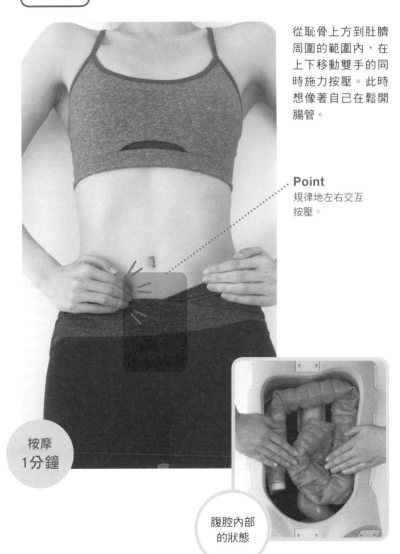

步驟3

搖晃橫結腸與降結腸的接連部位

上半身扭動按摩法

\改善此部位！/

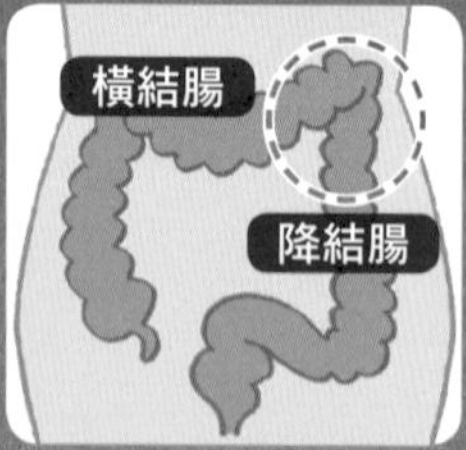

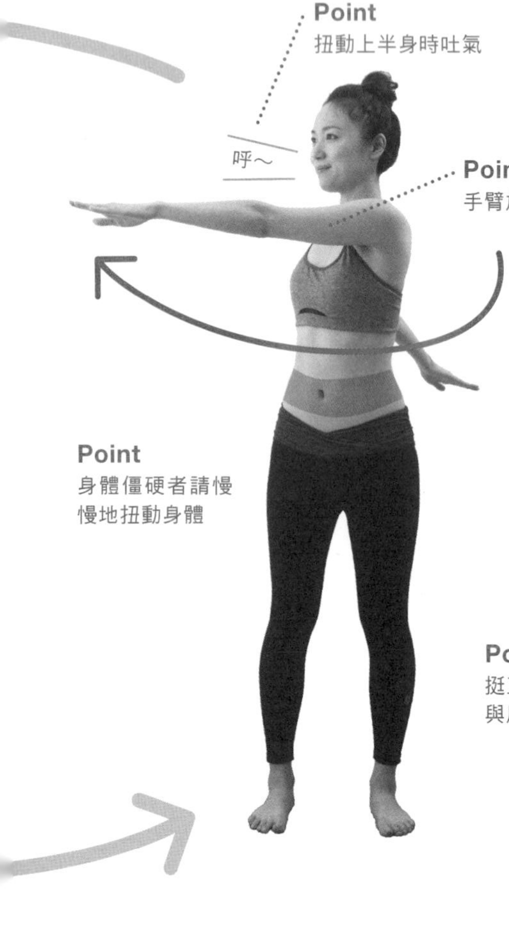

Point
扭動上半身時吐氣

Point
手臂放鬆

Point
身體僵硬者請慢慢地扭動身體

基本姿勢

雙腳張開與肩同寬地站立，同時展開雙臂

請站在展開雙臂也不會撞到物品的寬敞空間。

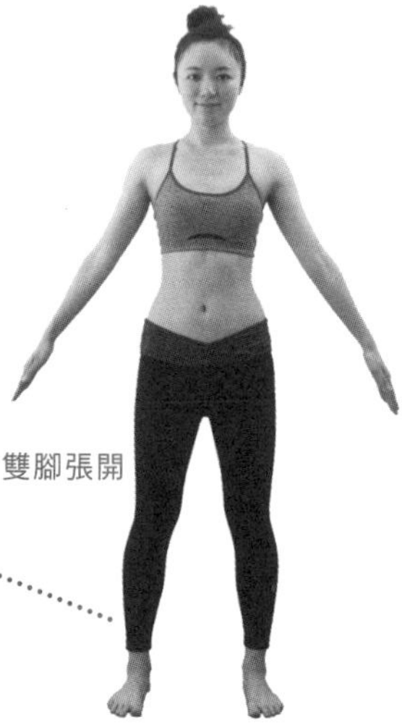

Point
挺直背部，雙腳張開與肩同寬

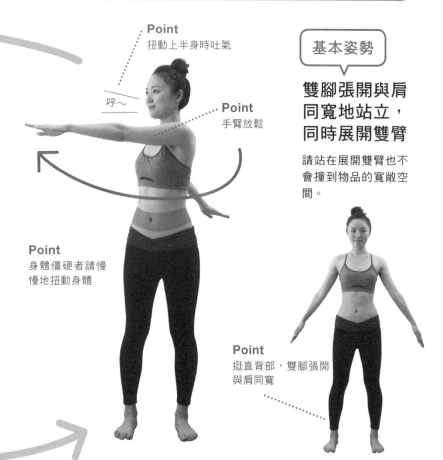

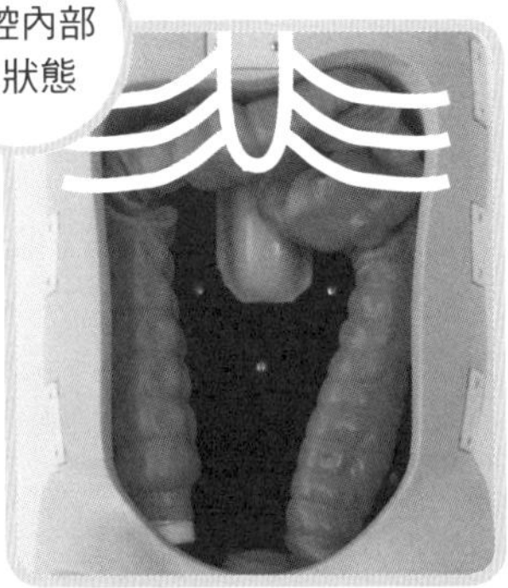

位於肋骨後方無法按摩的部位，可利用扭動上半身的方式加以搖晃。

左右各扭動
上半身一次的動作
為一個單位

扭動20回
（大約反覆1分鐘）

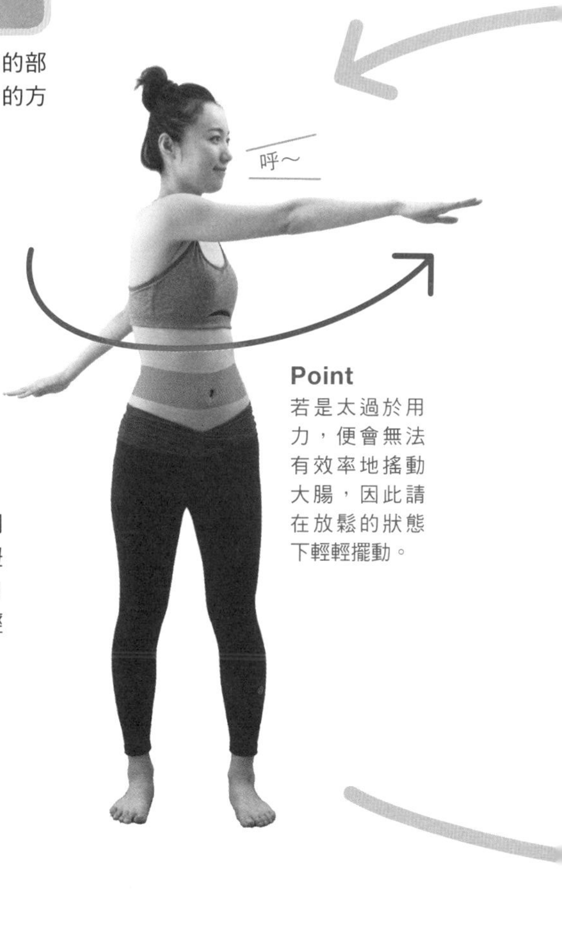

按摩法

上半身往左右大範圍地扭動

打直背部並且展開雙臂，同時大範圍地扭動上半身。扭動的範圍不需要過於勉強自己。在往左右扭動的同時輕輕吐氣。

Point
若是太過於用力，便會無法有效率地搖動大腸，因此請在放鬆的狀態下輕輕擺動。

步驟4

拉抬整個腸管
抬腸按摩法

\改善此部位！/

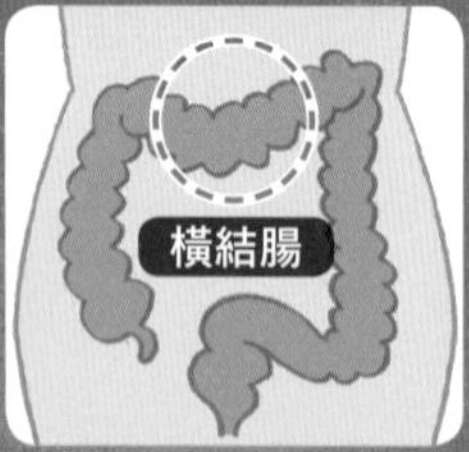

基本姿勢 **仰臥於地板上，並立起雙膝**

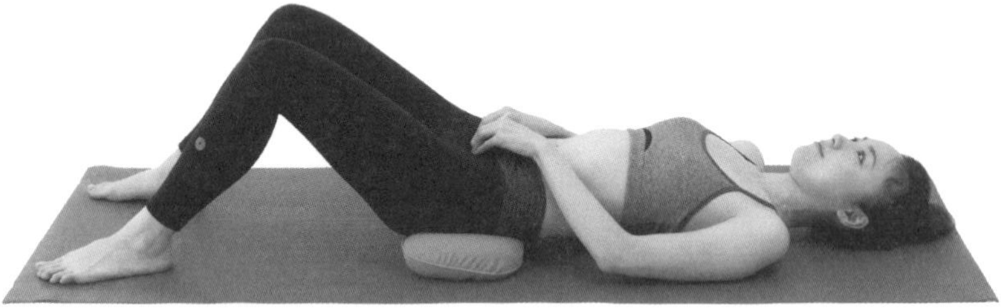

姿勢與左腹咚咚輕敲按摩法（96頁）相同。在臀部墊上軟墊不只可預防腰痛，還能提升按摩效果。

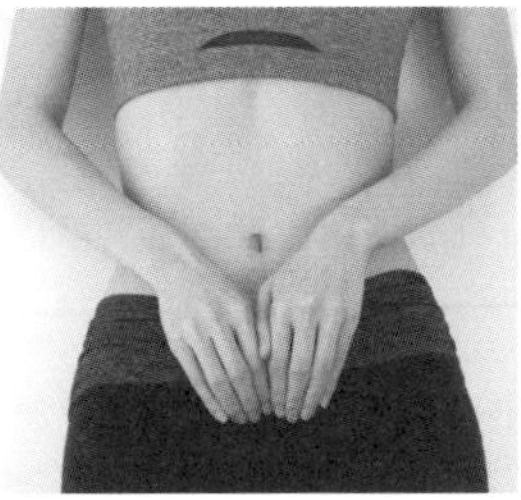

雙手的位置

將雙手置於恥骨正上方

四指併攏，只用指尖按壓。

腹部內側傳來脈搏的部位是動脈，請勿按摩有脈搏的部位。按壓力道只需讓手指稍微陷入腹部就好。

按摩法 往上按壓至肚臍周圍

想像著自己正在拉抬往下墜落的橫結腸，規律地往上按摩至肚臍一帶。

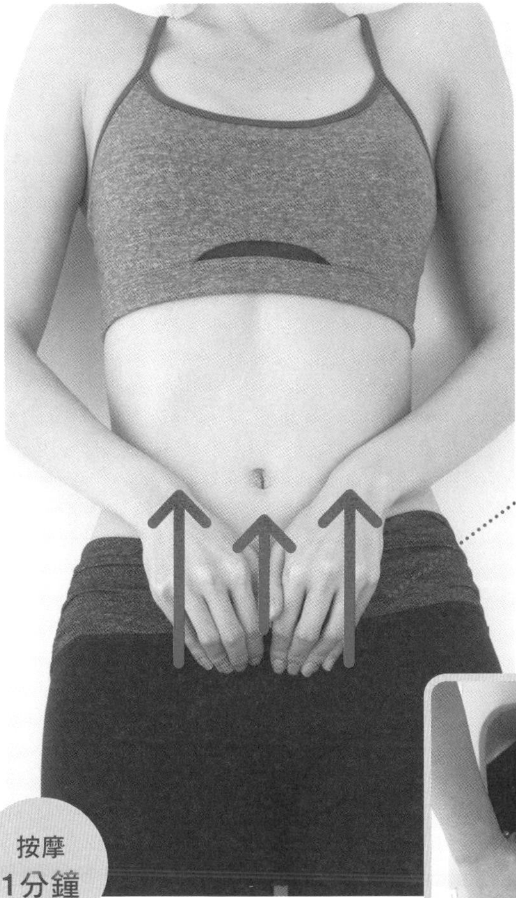

Point
按摩強度大約是能讓腹部稍微陷下的力道。

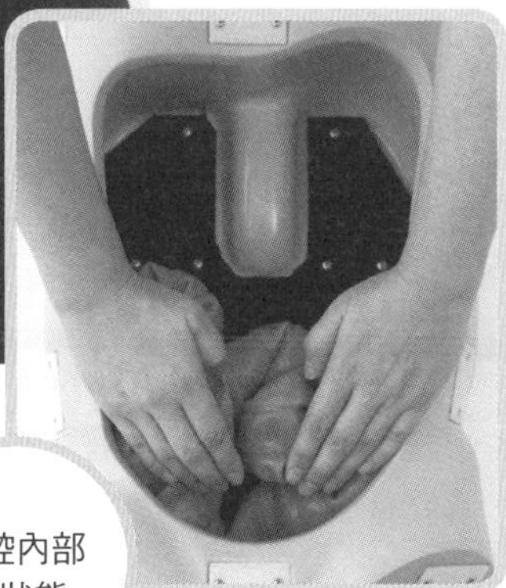

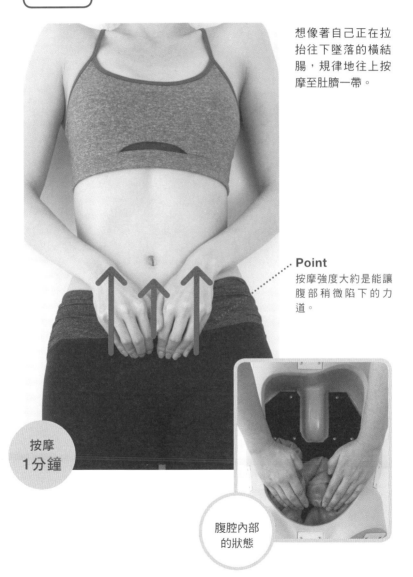

施作按摩時的四大注意要項

搖腸按摩法的最佳時間點，是起床後與就寢前。

當我們在睡覺時，大腸也會像是睡著般地停止活動。隨著我們起床，腸管就會開始活動，接著在吃完早餐之後，腸管會更加活躍地活動，並做好排便的準備。為防止糞便在早餐後被卡在腸管裡，建議各位可以在就寢前或吃早餐前施作按摩。

三項搖腸按摩法當中，就有兩項可在躺臥的姿勢下施作，只要讓自己養成躺在床上施作按摩的習慣，就可輕鬆地持之以恆。

入浴時間較長的人，也可以在浴缸裡完成按摩動作。由於泡在水中時，身體會比較不受重力影響，所以腹部肌肉就能放鬆，使身體處於放鬆狀態下。如此一來，就能更容易地搖晃腸管，藉此提升按摩效率。建議入浴時可以躺在浴缸裡，這樣就能更簡單地施作按摩。

在泡澡之後，就可以接著施作扭動上半身的第三步驟。

此外，在施作搖腸按摩法及腸下垂按摩法時，請務必注意以下四個重點。

1 若有發燒、腹痛或血便等症狀，請先前往醫療院所接受診察

有發燒、急遽腹痛、血便及體重不明減輕者，在施作按摩之前請務必前往醫療機構接受診察。由於上述症狀可能是腸炎或癌症所引起，因此請盡早接受治療。

另一方面，罹患主動脈瘤或腹部腫瘤等腹部疾病之患者在按摩刺激下，可能會出現不良影響。除此之外，四十歲以上的便秘患者可能是癌症所引起，因此也請盡早前往醫療機構接受診斷。

2 腹部、腰部疾患治療中患者或孕婦，請先向主治醫師諮詢後再施作按摩

按摩會對孕婦子宮造成刺激，因此不建議孕婦施作此類按摩。若想利用此按摩法改善便秘困擾，請務必先向主治醫師諮詢。許多女性只在懷孕期間才有便秘問題，其主要原因是胎兒壓迫內臟所致。此外，罹患主動脈瘤、腹部及腰部疾患者，也請勿施作此類按摩。

3 餐後及飲酒後避免按摩

在胃部與內臟密集活動時，若是受到按摩等外來刺激，很可能會使人感到不舒服。因此建議各位在餐後以及飲酒當天避免施作按摩。

4 手指力道溫和

搖腸按摩法的主要目的，就是透過搖晃腸管的方式，來防止糞便卡在腸管扭轉與彎曲的部位上。

腹部表面與腸管之間，隔著皮膚、皮下脂肪、腹部肌肉以及內臟脂肪等部

位，所以按摩時並不會直接按壓到腸管。另外，大多數日本人都有腸管扭轉與不在固定位置上的問題。雖然日本人無法判斷腸管的正確位置，但這些按摩法卻仍然能夠有效對腸管產生刺激。

按摩的力道

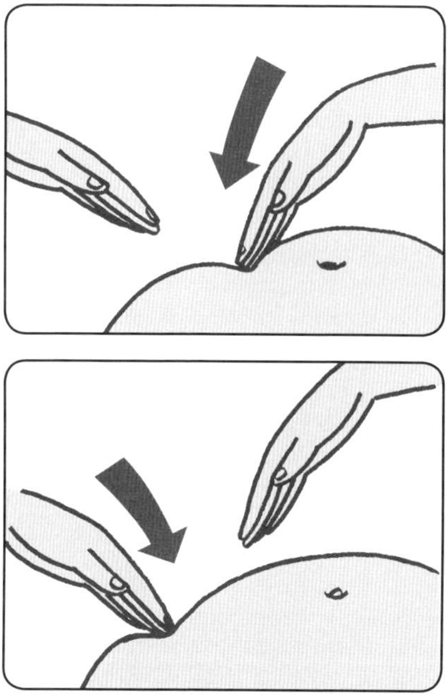

只要指尖能夠稍微陷入腹部即可。目的在於刺激腸管，所以並不需要過度施力。

至於按摩的力道強度，其實並不需要過度用力。只要指尖能夠稍微陷入腹部，就可確實對腸管產生刺激。因此，請一邊想像著搖晃整個腹部，同時按摩自己的腹部。

此外，這邊再提醒各位，**腹部內側傳來脈搏的部位是動脈，請盡量不要按摩有脈搏的部位。**

想消除便秘問題，就得立即做到這些事

每個人的排便頻率都不同。若是排便頻率比過去高，就可能是因為按摩法所帶來的效果。

如果搖腸按摩法順利幫你解決便秘問題，也請不要立即中止按摩。因為腸扭轉是與生俱來的體質問題，若在便秘改善後就立即中斷按摩，那麼便秘很有可能再次找上門來。

然而，若是你已經能夠正常地定期排便，那麼因為糞便堆積而拉長的腸管就會變短，如此一來腸管就會不易扭轉，而便秘的問題就會隨之改善。若是你覺得自己的便秘問題已經有所改善，那麼你就可以試著逐步減少自己的按摩頻率。例如過去原本是早晚各按摩一次，在問題改善後可減少為一天按摩一次即可。另一方面，若是排便狀態又變得不理想，只要再恢復原來的按摩頻率就可以了。

在煩惱「按摩無效」前該注意的問題

若按摩無法改善便秘問題，那就可能是腸扭轉之外的原因所引起。

對於直腸反應變遲鈍所引起的「直腸型便秘」，按摩並無法發揮太大的改善效果。另外，若想改善心理壓力所引起的「痙攣型便秘」，唯一的方式就是從消除心理壓力開始，因此按摩一樣無法發揮效果。

另一方面，因為瀉藥副作用所引起的「弛緩型便秘」也是無法單純靠按摩來加以改善。一般而言，必須同時拉長瀉藥的服用間隔，同時等待數個月到一年左右的時間，腸管狀態才能得以回復。

除此之外，腸炎與癌症也都可能會引發便秘。**出現血便、體重減輕等症狀，以及40歲以上之便秘患者，請務必前往醫療院所接受診察。**

第4章

錯誤百出的便秘常識

便秘相關的常識總是充滿誤解

許多前來我診所就診的患者，都曾經為了改善便秘而辛苦努力過。然而，患者們的努力真的有效果嗎？

我們周遭充滿了改善便秘的相關資訊，但這些方式可能都會讓人白忙一場……。這些資訊包括「只要攝取膳食纖維，便秘就會改善」、「因為無法每天排便，所以每天都要服用瀉藥」。除了腸扭轉與腸下垂所引起的便秘之外，包括直腸型便秘以及心理壓力所引起的痙攣型便秘，都有所謂的建議改善法。在本章當中，我將會帶領各位一一檢視這些便秘改善法的效果。

在我們奉為常識的便秘改善法中，有些方式不僅無法改善特定型態的便秘，有時還會引發反效果。瞭解這背後的原因，其實才是改善便秘的最佳之道。

錯誤百出的便秘常識

1 無法每天排便就是便秘

我們一直在談便秘，那麼到底是多久未排便就算是便秘呢？

從醫學的角度來看，**每週只要排便三次就算正常**。因此，就算是無法一天排便一次也不需要擔心。事實上，**即使無法每天排便，也不能算是便秘**。

舉例來說，有些人每天都會排出大量的糞便，但有些人卻是三天才排便一次。不過三天才排便一次的人，其排便量並不會是每天排便者的三倍，有時候反而會比每天排便者的單日排便量還少。

另外，若是罹患因為心理壓力所引起的痙攣型便秘，那麼糞便就會明顯受到壓縮，因此份量看起來就會變少。之前有位患者，原本他每天都會正常排便，但在心理壓力突然變大之後，他的排便頻率就變成三星期一次。即便如此，他的腹部當中卻沒有糞便堆積。

近年來最常見的病例，就是退休後男性「即使服用瀉藥也無法每天正常排便」。在為這些患者施行X光攝影檢查後，發現他們的腹部當中幾乎沒有糞便。既然腸管裡沒有糞便，自然就無法每天排便了。這就是現今最大的問題——「幻覺便祕」。

說到這種問題的成因，**其實出在於每天飲食質量，會影響每天的糞便產生量**。若是吃得少，糞便量自然會變少，若是膳食纖維攝取不足，那麼糞便量就會變得更少。從營養學的角度來看，有報告指出人們在上了年紀之後，食量都會變得比較小，而形成糞便主成分之一的膳食纖維攝取量也會減少。

除此之外，每個人的消化吸收能力也都存在著明顯差異。

當食物養分被消化與吸收之後，其水分會由大腸所吸收。為防止人體睡眠與日常活動受到影響，這些糞便會暫時被存放於大腸之中，直到適當的時間點來臨才會排出體外。大腸前半部（升結腸到橫結腸）具有相同於小腸的機能，主要負責吸收水分及部分養分。若是**食物長時間停留於此部位，會因為吸收量增加而導致糞便產生量減少**。

相對於每天排便量偏多的人，有些人每兩星期才排便一次，但他們不僅沒有不舒服的症狀，甚至是完全沒有糞便堆積在腹部當中。在我所有患者當中，有人最長兩個月才排便一次，但這位患者卻沒有任何的健康問題。

另外，有些人在便秘問題改善後，會發現一開始排便量雖然偏多，但後來卻是慢慢變少。其實這是因為堆積在腹中的糞便在大量排空之後，排便量就會恢復原先的狀態，因此才會有排便量變少的錯覺。如同上述一般，由於每個人的排便頻率及份量都有所差異，因此就算無法每天排便也沒關係。

每個人的身體狀況都不同，所以排便狀態也不應該與他人比較。雖說如此，其實我們都難以正確判斷自己的狀態是否正常。至於要如何判斷自己是否有便秘問題，建議各位可透過以下三大項目進行判斷。

- **過去的排便頻率為何**
- **相較過去，最近的排便頻率及排便量是否有變化**
- **是否有腹脹問題**

事實上，在「每天都必須排便」的誤解之下，許多患者的便秘問題反而更加惡化。由於這些患者成天提醒自己要天天排便，結果卻因為這種強迫式的想法造成自己承擔著龐大的心理壓力。

若為了能每天排便而天天持續服用瀉藥，腸管就會持續受到瀉藥刺激，最後會因為腸管過度活動，導致患者腸道中明明沒有糞便，卻還是不斷出現便意。這就是服用瀉藥後所引發的「幻覺便祕」。

從醫學的角度來看，無法每天排便也沒關係，最重要的是先捨棄那些錯誤的觀念。

有個觀念很重要，那就是**「每週只要排便三次就算正常」**。只要每星期的排便次數達到三次，就不需要每天提心吊膽地持續服用瀉藥。假如每週排便次數不到三次，就請將服用瀉藥的次數減少至每週1～2次。如此一來，腸管每週會有5～6天不受瀉藥影響並好好地休息。

只要解決引起便秘的原因，並讓疲憊的腸管好好休息，之後就算不服用瀉藥，還是能夠正常排便。簡單地說，就是能回到過去正常排便的時候。

2 充分攝取膳食纖維就可改善便秘

「明明就攝取大量的膳食纖維，還是一樣肚子脹脹、排便不順暢」、「我三餐都把白米換成糙米，可是還是便秘且腹脹！」

在診間時，有些患者會這麼對我說。

過去人們總認為膳食纖維有助於改善便秘並促進腸道健康，但近年來卻發現攝取過量的膳食纖維反而會引起反效果。換句話說，正確的觀念其實是**膳食纖維並非攝取愈多就愈有效果**。

由於膳食纖維無法在腸道中受到消化，因此主要的作用在於調節糞便硬度以及體積，藉此幫助糞便更容易被排出體外。有研究報告指出，若膳食纖維的每日攝取量低於5公克，就會造成便秘發生的風險提高兩倍，因此一般建議的膳食纖維每日攝取量為20公克。

對於偏食且膳食纖維攝取量偏低的人而言，攝取膳食纖維是必須的健康法則。但對於直腸型便秘（過度忍住便意而不上廁所，最後導致便意變遲鈍的類型）或心理壓力引起的便秘問題，膳食纖維並非是解決問題的方法。其實凡事都是恰到好處就可以，並不需要過度的拚命。

除此之外，對於深受腹脹所苦的患者而言，攝取過量的膳食纖維反而會引起反效果。

如同先前所述，膳食纖維可增加糞便的體積，也就是能讓糞便產生量變多。對於腸扭轉及腸下垂患者而言，**原本就有難以排便及腹脹困擾，糞便量變多反而會使症狀更加惡化**。腸內細菌在分解膳食纖維之後會產生氣體，許多腹脹患者會因為這樣而感到更加難受。

一般而言，膳食纖維可大致分為兩種類型。

- **水溶性膳食纖維**
- **非水溶性膳食纖維**

水溶性膳食纖維在吸收水分之後會呈現果凍狀，也就是具有膠質化的特性，因此被視為有助於排便順暢的物質。

相對地，非水溶性膳食纖維在吸收水分後會膨脹，因此可增加糞便的體積。然而，若是攝取時未確實咀嚼的話，纖維狀的外形會維持住，並可能卡在腸管扭轉的部位上。因此若是攝取過多，成塊的糞便就可能引發便秘或腸阻塞等症狀。

過去我曾經遇過一位症狀嚴重的患者，當時他腸道內有個像棒球大小的膳食纖維塊，這個膳食纖維塊就卡在他的直腸裡，因此怎麼樣也無法排出體外。

關於膳食纖維的功能，其實就是

增加糞便體積，使糞便更容易成形。

膳食纖維只能改善難以排出的硬便，以及量少而難以排出的便秘問題。至於其他原因所引起的便秘，膳食纖維的改善效果就相當有限。

平時只吃泡麵、漢堡等垃圾食物的偏食者，必須經常提醒自己要確實攝取膳食纖維，但對於飲食均衡者，特別是以傳統和食為主的人而言，膳食纖維的攝取量倒不是太需要在意。

若攝取適量膳食纖維後還是無法改善便秘，就代表膳食纖維攝取不足並非是引發便秘的元凶。

3 好菌可改善便秘

乳酸菌及比菲德氏菌等好菌對於改善便秘的確相當有幫助。腸內細菌對便秘的影響範圍通常包括以下幾點。

- **調節糞便形狀**
- **改善腸道運動**

在複雜的腸內細菌世界中，目前市售的乳酸菌及比菲德氏菌都是效果受到公認的類型。從這一點來看，這些好菌確實是腸內細菌界的超級英雄，但還**是無法解決所有原因所引起的便秘。**

如同我在第1章時所提過，腸內細菌的世界就像地球一樣是個龐大且複雜的世界。雖然乳酸菌及比菲德氏菌這些超級英雄能幫助我們調節腸道環境，但卻不一定能夠改善所有類型的便秘問題。

對於過度忍住便意，造成直腸知覺變遲鈍而引起的「直腸型便秘」，以及心理壓力造成腸管痙攣而引起的「痙攣型便秘」而言，乳酸菌及比菲德氏菌的改善效果並不明顯。雖然好菌多少能夠改善「腸扭轉」及「腸下垂」所引起的便秘問題，但卻無法改善扭轉與彎曲等腸管本身的形態。

另外，在攝取乳製品時，也必須注意其他腸內細菌**可能會引起發酵反應，導致便秘更加惡化**的問題。

好菌的確具有一定的便秘改善作用。嘗試過後若發現可改善自身便秘症狀，就可以持續攝取，但若是沒有太大的改變，就請思考自己的便秘是否為其他原因所引起。

錯誤百出的便秘常識 4

因為無法每天排便，所以需要服用瀉藥

深受頑固便秘所苦的患者當中，有些人可能會每天服用瀉藥。

這邊所說的瀉藥，是指**刺激性瀉藥**。這些瀉藥的主成分包括**番瀉葉**、**大黃以及蘆薈**等藥材，或是含有**Bisacodyl**或**Sodium Picosulfate**等西藥成分的藥物。這些藥物可「強制」大腸活動，藉此發揮促進排便的作用，因此對於外出旅遊或季節轉換等環境變化，以及女性生理期來臨前所出現的急性便秘而言，都算是效果相當良好的藥物。

然而，對於平常就無法正常排便的慢性便秘而言，這些藥物就變得不合適。

所謂刺激性瀉藥，簡單地說就像是提神飲料一樣。在覺得疲勞時，只要喝下一瓶提神飲料，精神就會立即變好，但若是長期持續飲用，不僅效果會變

差，而且對身體也會產生龐大的負擔。

刺激性瀉藥也一樣，對於急性便秘或慢性便秘而言，短期間使用並沒有什麼問題，但使用過度卻會造成腸管疲乏。在瀉藥強迫活動的狀態下，腸管當然會感到疲勞了。

一旦腸管感到疲勞，就會引發以下的惡性循環。**腸管疲勞↓藥效減弱↓因為藥效減弱而增加劑量↓腸管更加疲勞並使藥物失效。**

除此之外，在藥物刺激之下，疲勞的腸管會擴張，並造成腸管神經受損，最後使得腸管停止活動，如此一來就會引發弛緩型便秘。這是一種最難以恢復正常狀態的便秘類型。由此可見，平時服用刺激性瀉藥並不是什麼明智之舉。

另外，持續服用瀉藥還會引發更可怕的問題。

長期或每天服用含有番瀉葉、大黃或蘆薈素等藥材成分的瀉藥後，**可能會造成腸管細胞受損，而死亡細胞所含的色素也會造成腸管變黑，這就是所謂的結腸黑變病**（參照P1照片）。

東北大學的報告指出，**相較於未服用瀉藥者，每週服用瀉藥高於兩次者，其罹患大腸癌的風險竟高出三倍之多。**番瀉葉及大黃等蒽醌（anthraquinone）類藥材及蘆薈素，都可能促使人體容易罹患癌症，因此有報告直指**這些成分都會令年輕人容易罹患大腸瘜肉或癌症**。

當然，會不會罹患大腸癌與個人體質及遺傳有關，國立癌症研究中心的報告也指出，「便祕與大腸癌其實並無關聯」。

因體質容易罹患癌症的人在上了年紀，尤其是年過50歲之後，通常都會出現瘜肉或惡性腫瘤。在國外，許多人在50歲時會透過大腸內視鏡檢查來確認自己的體質，而醫療院所也會建議特定體質者定期接受檢查。

由此可知，雖然便秘本身是個大問題，但最可怕的問題還是錯誤的治療方式。

雖說番瀉葉、大黃及蘆薈素對腸管健康有害，但並不是一服用就會使人罹患大腸癌。在實際服用含有這些藥物成分的民眾當中，將服用次數控制在每週1～2次，而且服用後會確實排便的患者，其實並沒有腸管變黑的問題。

刺激性瀉藥對於急性便秘與慢性便秘而言，是一種能讓身體暫時變輕鬆的重要藥物。在身體真的覺得不舒服的狀況下，可一週使用1～2次，像這種正確的使用方式，的確是對身體有所幫助的方法。

錯誤百出的便秘常識 5

使用坐式馬桶時要用力才能順利排便

目前日本民眾家中的馬桶幾乎是坐式馬桶，就連公共廁所也愈來愈難得看見蹲式馬桶。

我認為，**隨著馬桶改為坐式之後，日本罹患痔瘡及便秘的患者就開始逐年增加**。其背後的主要原因，其實是我一直不斷提起的重點，也就是歐美人與日本人的腸管形狀及肛門位置等構造不同的關係。

歐美人在坐上坐式馬桶之後，直腸與肛門間的角度就會變大，如此就能順暢地將糞便排出體外。

然而大部分日本人的直腸與肛門間的角度，其實比歐美人還小，因此坐在馬桶上的時候，其實直腸與肛門的角度仍然處於彎曲偏小的狀態。正因為如此，日本人必須要用力才能排出卡在腸管裡的糞便。

為使糞便通過彎曲的腸管，過度用力反而會使肛門受到撕裂傷，而且用力排便還會引發痔瘡。嚴格來說，有痔瘡問題的人，**絕大多數都不適合使用坐式馬桶**。

我在德國時，曾為１００名德國人施行大腸內視鏡檢查，結果發現歐美人的腸管與臀部結構，都和日本人完全不同。許多人都說，歐美人的臀部緊實又翹，但其實連肛門的結構也完全不同於日本人。

簡單地說，就是歐美人的肛門相當接近臀部表面，但日本人的肛門卻是藏在臀部深處。

人在站立狀態下之所以不會排出糞便，全是因為直腸與肛門的角度形成一道門鎖的關係，只要坐在馬桶上，這道鎖就會鬆開，如此就能正常排出糞便。

然而日本人**直腸與肛門間的角度相當小**，因此光是坐在馬桶上也無法打開那道鎖。這時候確實需要用點力才能排出糞便，但讓糞便勉強通過彎曲的腸管後，反而會使糞便變細。

有個例子可以簡單說明直腸與肛門間的角度。

在施作大腸內視境檢查時，醫師必須從肛門將內視鏡插入患者的直腸當中。**其實肛門到直腸的距離相當短，大約僅有1公分**。聽到這邊，相信許多人都會認為，既然距離如此地短，插入內視鏡應該沒有什麼難度才對。

對於歐美人而言，的確是沒有什麼難度。但要從肛門將內視鏡插入日本人的直腸當中，卻總是困難重重。

曾經接受過大腸內視鏡檢查的人都知道，在開始施作檢查之前，護理人員會先請患者做出「抱膝」的動作。未採取這種抱膝彎曲身體的姿勢，就無法讓內視鏡從肛門進入直腸。

另一方面，歐美人只要處於坐姿，就可讓內視鏡輕鬆進入直腸當中。換句話說，坐式馬桶是配合歐美人生理構造所設計而成。

相對地，需要抱膝彎身才能讓內視鏡從肛門進入直腸的人在使用坐式馬桶時，**就必須用力才能使糞便通過那彎曲而難以通過的彎角**。在這種情況下，上廁所時不僅要憋氣用力，還可能造成肛門撕裂，嚴重的話還可能引發痔瘡。

我之前曾經因為罹患痔瘡，而有糞便變細以及難以排出體外的問題出現。當時的我因為痔瘡引發的臀部疼痛而難以正常如廁，再加上運動不足的關係，所以少見於男性的便秘問題竟然找上我。

之後，我轉職到久里濱醫療中心。因為這是一家老醫院，所以內部還有蹲式馬桶的存在。在相隔一段時間之後，再次使用蹲式馬桶的結果讓我大感意外。因為我幾乎不需要用力，就排出又粗又多的糞便。

這邊再跟各位分享一個小故事。

前幾天我接受膽結石手術。我想應該有不少人都接受過腹部手術，不管手術傷口再小，打個噴嚏或大笑兩聲，都會因為腹壓上升而痛得要死。那種長達數星期的疼痛強度，簡直就像是腸子要從傷口噴出一般。當時我在家休養了一段時間，但最大的問題是我上廁所時肚子完全無法用力。

明明就已經蓄勢待發，但因為傷口疼痛讓我的腹部無法用力，連帶著糞便也無法順利排出……。就因為這樣，便秘再次回頭找上我。

在家休養幾天，我再次回到久里濱醫療中心。就在使用蹲式馬桶之後，發生了一件讓我大吃一驚的事情。因為我不需要用力，也能輕鬆排便。

這時候我才發現自己使用坐式馬桶時，因為肛門與直腸間的角度無法打開，所以必須勉強用力才能排便。

或許有人會說，既然如此就換回原本的蹲式馬桶就好了，但從現實面來看，要把馬桶換回蹲式馬桶似乎是一件困難的事情。

雖然我自己很清楚蹲式馬桶的優點，但我卻不希望家裡的馬桶是蹲式馬桶。

蹲式馬桶在使用上存在著相當大的問題點。尤其是對於高齡者而言，蹲姿**對膝部的負擔其實相當大**。有些運動教練表示「使用蹲式馬桶可有效鍛鍊膝部與腰部」，而我在實踐1～2個月之後，卻出現膝部疼痛的問題。

另外，包括我在內的許多日本人，對於免治馬桶座應該都有相當高的依賴程度。

在這邊，介紹各位一個**使用坐式馬桶，但能像使用蹲式馬桶般輕鬆排便的方法**。

若是你上廁所時需憋氣用力才能排便，或是曾經用力過度而罹患痔瘡，**可以試著將矮凳放在馬桶前，並將雙腳踩在矮凳上墊腳**。

從側面來看，臀部與雙腳的位置與使用蹲式馬桶時相當接近。如此一來，就可在輕鬆的狀態之下採取與蹲式馬桶相同的姿勢。也就是說，直腸與肛門間的門鎖會解除，使得排便能夠更加順暢與輕鬆。

這邊順便來談一下免治馬桶座。

近年來出現一些反對使用免治馬桶座的負面意見。有人認為，使用免治馬桶座會使臀部發炎。

由於免治馬桶座可在排便時給予肛門刺激，因此有些人早就長期使用一段時間，但這種使用方式並沒有特別不妥的地方。

請各位回想一下冬天的情景。當我們反覆用溫水洗手後，雙手很容易就會變得乾裂。這主要是因為反覆用溫水洗手的動作，會將皮膚表面的皮脂給洗掉，所以才會造成皮膚乾裂。照理來說，臀部應該也面臨著一樣的問題才對。

然而肛門位於臀部深處，上完廁所後必須用衛生紙擦拭數次才行。因此，從仰賴免治馬桶座的使用者角度來看，免治馬桶座確實是不可或缺的必需

使用坐式馬桶時，墊高雙腳會比較容易排便

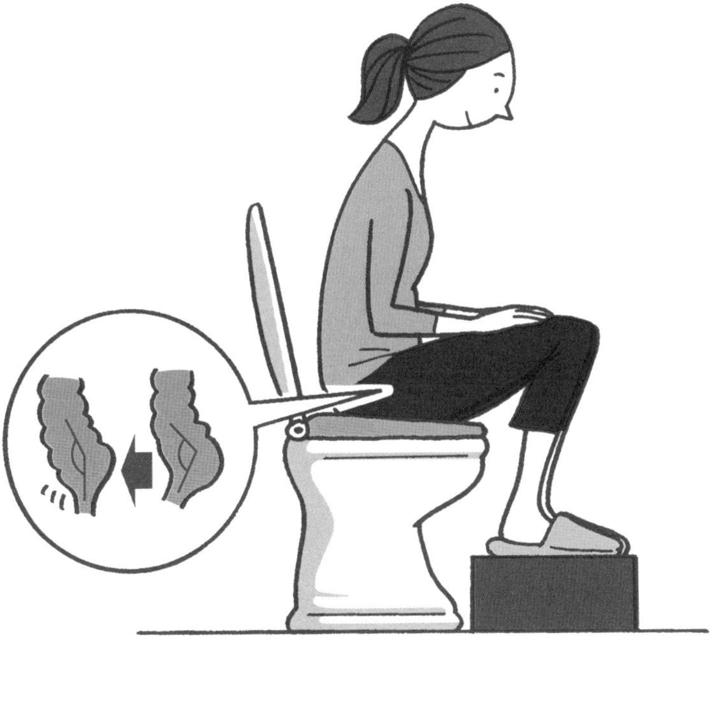

歐美人在坐上坐式馬桶時，直腸與肛門之間的角度會放大，因此糞便就會自然排出。但由於日本人直腸與肛門間的角度較歐美人小，因此必須將雙腳墊高約20公分，直腸與肛門間的角度才會放大，如此一來就可輕鬆排便。

品。

過去我曾經前往歐洲旅行一個月，因為當時只能使用衛生紙擦拭臀部，所以我的臀部還因此發炎。

就我個人的經驗來說，長時間用溫水刺激肛門確實不好，但利用短時間洗淨的方式來代替衛生紙反覆擦拭的動作，對臀部而言其實負擔反而較小。

錯誤百出的便秘常識 6

健走或慢跑可改善便秘

平日適度的運動，是打造健康身體的第一步。慢跑或健走是一種可提升及維持人體心肺機能的好運動。

不過談到便秘，這邊有個問題點希望各位能多加注意。有些運動不僅無法改善便秘，反而可能讓便秘症狀更加嚴重。

前來我診所就診的患者當中，絕大多數都在生活型態上出現重大變化。包括結婚離職的家庭主婦、退休後在家的中高年男性、近來忙碌而無法休閒的上班族、懷孕或剛生產完的女性，以及每年考季一到就出現腹痛及便秘症狀的考生，全都是診間常見的族群。

這些族群的共通特徵，就是「**運動量變少**」。例如原本每天早上都要忙著通勤上班，後來卻成天窩在家中，或是為了準備考試而離開社團。一旦運動量不足，就很容易引發便秘。

不僅如此，若是因為便秘造成腹脹腹痛，人們會變得更不想活動，如此一來就會更不想運動，最後陷入無止盡的惡性循環之中。

雖然我也建議大家平時要養成運動習慣，但運動類型的選擇卻相當重要。

為維持心肺功能，近幾年有愈來愈多人開始慢跑或健走。在便秘門診的診間當中，其實不少患者都有慢跑的習慣。

不需要什麼輔具，只要活動雙腳走動或跑步的運動，在近年來相當受到民眾喜愛，但**對於「腸扭轉」所引起的便秘，卻沒有太大的改善效果**。最主要的原因，是這些運動無法確實地搖晃腸管，而且**對於「腸下垂」所引起的便秘**，反而具有反效果。

請想像一下健走時的人體姿勢，大家的雙臂是不是都不太擺動呢？這時候，人體不就是呈現筆直狀嗎？在這種狀態之下，腹部當中的腸管也會維持原狀，因此並無法確實搖動腸管。

另一方面，慢跑的動作與健走不同，在慢跑的動作下，人體會明顯地擺動。若是「腸扭轉」的問題不嚴重，那麼慢跑下的振動確實能夠緩和腸管彎曲的狀態，而且排便狀況也能獲得改善。

但若是腸管落入骨盆的「腸下垂」，**慢跑下的衝撞力會使腸管落入骨盆更深的部位之中，因此反而會引發反效果。**

慢跑及健走確實能夠維持人體的心肺功能，但對於腹部健康卻不具太大的改善效果。

那麼，究竟有哪些運動可以改善腸扭轉及腸下垂所引起的便秘問題呢？

其實就是可扭動上半身的運動。例如高爾夫、網球、彼拉提斯（Pilates）以及跳舞，都是能夠大範圍扭動上半身的運動。若想更簡單地扭動上半身，收音機體操（健康操）也是不錯的選擇。

若是目前有健走的習慣，建議各位在健走時能夠同時扭動上半身。

這邊再重申一次，最容易引發便秘的壞習慣就是不運動。平時坐在辦公室裡工作的人，可在走路等活動過程中左右扭動上半身。只要利用伸展運動讓上半身彎曲成「く」字狀，盡量搖動腸管的話，便秘問題一定能出現明顯的改善。

可透過扭動上半身的運動改善便秘！

將身體彎曲成「く」字的伸展運動雖然簡單，卻能適度地搖晃腸管。建議各位可坐在椅子上做出左右扭動身體的運動。

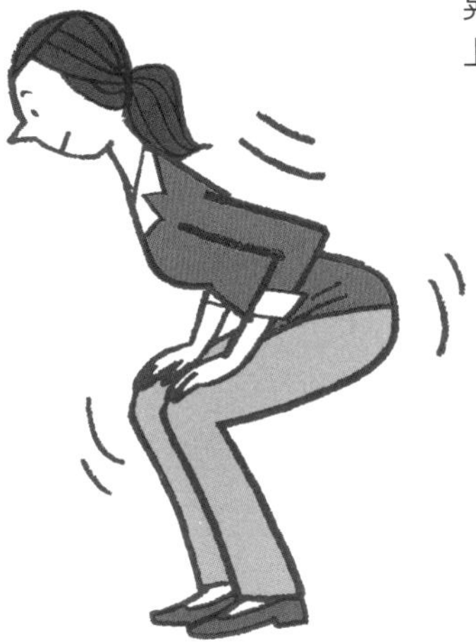

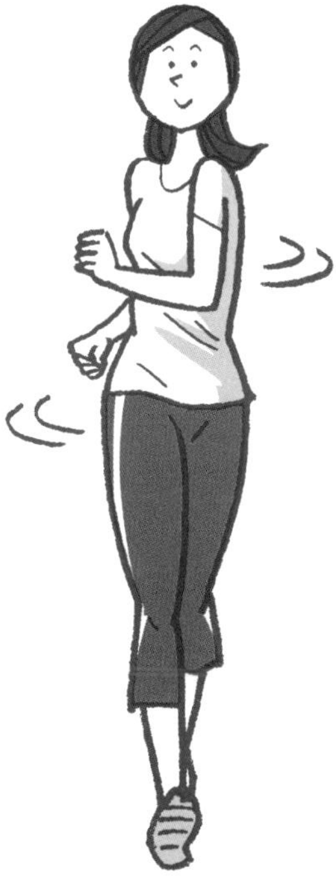

在健走狀態下，可在緩慢步行的同時扭動上半身。若是擔心邊走路邊扭身會受傷，則建議在休息時間做扭身運動。

另外，維持良好姿勢也是相當重要的一件事。只要姿勢正確，橫膈膜就會往上昇，同時也會將內臟往上拉抬，此時，只要讓腹肌自然地收縮，並從下腹部支撐腸管，那麼「腸下垂」患者的腸管就能從骨盆內部往上抬，如此一來就能透過運動簡單地搖晃腸管。

錯誤百出的便秘常識

7 若無便意就不需要上廁所

有些便秘患者一想到今天可能又排不出便，就會感到心情煩悶，其實這樣的情緒反而是一種壓力的來源。

先前我就曾經提過，排不出便有許多原因，但治療便秘的大原則，是「務必吃早餐並走進廁所」。

大腸的作用就是在適當的時間點，排出形態適當的糞便，因此並不會影響睡眠及其他日常活動。當我們就寢之後，大腸的活動力就會降低，直到我們起床之後才會再次活躍。**吃早餐的動作可啟動「胃腸反射」，藉此促使腸管活潑化並做好排便的準備**。

這時候只要走進廁所，等到糞便落入直腸後，就可在「直腸反射」下正常排便。

許多人明明沒有便意，但走進廁所卻自然地排便。有便秘困擾的人，建議可以早一點起床，並養成吃完早餐後走進廁所的習慣。每個人的身體當中都有一個體內時鐘，只要每天的生活規律，排便自然也能變得輕鬆順暢。

與男性不同，需要做外出前準備的許多女性患者都會表示「早上根本沒時間上廁所」。

有些人早上忙得要命，因為沒有太多時間，所以都忍著不上廁所。然而，**原本早上可正常排便的人，若是因為特定原因忍著不上，最後可能會因為直腸反應變遲鈍而引發「直腸型便秘」。**

有便秘問題的人在有便意時千萬別忍耐。另外，就算沒有便意，也請養成吃完早餐後便走進廁所的習慣。

第5章

只要按摩就不需要再吞瀉藥的【經驗談】

嚴重到以為是癌症引起的便秘竟然只按摩一次就獲得改善

50世代／女性

從我懂事以來，就一直有便秘的困擾，我小學時甚至因為便秘而向學校請過假。在長大成年之後，因為市售便秘藥對我來說已經沒有什麼效果，所以我便開始前往醫院就診。過去我曾經前往遠方的知名醫院就診，並遵照每位醫師的指示，努力運動或攝取膳食纖維，但一點改善的效果也沒有。當時我開始慢慢地感到不安，擔心自己可能不是單純的便秘，因此這幾年我都會定期接受內視鏡檢查。

然而，我在接受內視鏡檢查時也遇到問題。醫師在為我施作檢查時，發現內視鏡難以進入我的腸內，而且我也會感到相當的疼痛。因為太痛了，所以我忍不住大叫，但內視鏡技師反而生氣地對我說：「妳怎麼那麼不忍痛！」。

在那段期間，醫師懷疑我可能是「自律神經失調」或「更年期報到」，所以漢方藥的處方量變多，而我在服用醫師處方的瀉藥之後，反而因為引起胃痙攣而出現噁心症狀。

就在完全沒有目標的便秘治療過程中，我從書中所看到水上醫師獨創的腸按摩法，這也是唯一具有改善效果的方式。我在嘗試之後，隔天就順利地排便。既然這方法對我如此有效，所以我便前往久里濱醫療中心就診，希望醫師能仔細傳授適合我的按摩法。

在接受水上醫師的診察之後，發現我有腸下垂的問題，因此醫師便指導我抬升腸管所用的按摩法。醫師對我說：「這樣的腸管形狀做內視鏡檢查一定很痛。既然那麼痛，就不需要那麼頻繁地接受內視鏡檢查了」。聽到這句話，我整個人就安心許多了。

自從我一邊看書一邊實踐按摩之後，基本上只要按摩，就算不服用瀉藥，我也能每兩天就排便一次。

後來我才知道，我過去之所以會出現噁心症狀，是因為我把每週服用兩次的瀉藥，擅自更改為每天服用所致。自從我停止服用瀉藥之後，就再也沒出現過那種噁心的症狀了。

胃下垂也也可能是造成我便秘的原因之一，在我還深受便秘所苦的時候，我常因為感覺肚子很飽而造成食量偏小。簡單地說，那時候我不太出現「肚子空空」的感覺。不過不吃東西的話，就反而更排不出便。直到我排便狀況變得正常後，我在看美食節目時開始會有想去吃看看的衝動，這種變化真的連我都嚇了一跳。

水上醫師這麼說 **這位患者不只符合①從小就便秘、②伴隨腹痛這兩項條件，而且還有③運動也無法改善這項問題，因此是相當典型的「腸下垂」便秘患者。**

由於腸下垂患者的腸管會彎曲摺疊地落入骨盆當中，因此在施作內視鏡檢

查時，對於醫師及患者本人而言都是相當痛苦的一件事。

許多此類患者都會有胃悶的問題。因為便秘也可能引起胃悶，所以這位患者在按摩之後，食慾才會接著變好。

停止運動後症狀就隨之惡化 夫婦齊心熬過不安的每一天

70世代／男性

我的運動神經算不錯，從學生時代開始我就熱衷於棒球、田徑以及格鬥技等運動。可能是那樣的關係，雖然我從中學時代就有一點便秘困擾，但因為便秘發生的次數並不頻繁，所以我倒也沒有太在意。

然而到了不太運動的五十多歲之後，我的便秘症狀開始變得嚴重，造成我經常感到腹部不舒服、噁心，以及腹脹。最後，我就開始跑便秘門診。

在接受水上醫師的診察之前，我曾經去過3～4家醫院就診，但每位醫師都只會開瀉藥給我。當時我每天都服用瀉藥，所以排便時反而是出現腹瀉問題。瀉藥所引起的便意，是一種無法忍耐的現象，一不小心就可能會弄髒內褲。不服用瀉藥就可能排不出便，但服用瀉藥的問題又好多……。就這樣，我的心情就愈來愈不好，最後害得我精神不是很穩定。

另外，一直擔心我身體狀況的太太，為了讓我攝取充分的膳食纖維，因此為我準備許多以蔬食為主的餐點，但可惜沒有太大的效果出現。

我是看了電視之後才知道水上醫師，並在我太太建議之下，我前往水上醫師的診所就診。水上醫師與我之前遇過的醫生都不一樣，我很高興他能理解便秘帶給患者的痛苦感受。在其他醫院就診時，無論我表現得多麼不安，那些醫師感覺總是事不關己的樣子……。

後來發現我的便秘成因是腸管扭轉了一圈半，再加上有點年紀了，所以腸管扭轉問題慢慢變得嚴重，最後引發伴隨經常性腹部悶痛的痙攣型便秘。在瞭解問題所在之後，我就覺得安心許多。

水上醫師在診察之後並沒有處方瀉藥給我，而是教我每天都要做的簡單按摩法及體操。在試過之後我才敢說，那真的很有效。

在持續按摩數日之後，我竟然相隔20年地自然出現便意！一開始是每三天一次，一星期之後則是慢慢增加至每兩天一次，直到現在則是天天都會自然出現便意，有時候一天的排便次數甚至會多達三次。

我已經施作按摩約兩年，醫師說我的腸扭轉問題似乎已經痊癒。這不只是讓我能正常排便而已，還能幫助我擺脫瀉藥糾纏的日子。幾年前的我，根本無法想像我能從那樣的日子中獲得解放。

過去我從來不知道，光是改善便秘就可讓生活出現如此大的變化。除了不再受到腹痛所苦之外，我還能開心的吃下更多美食。當然，一旦食量變大，排便量也會變多。我就是在如此自然的狀態下，讓身體恢復原有的狀態，這真的讓我非常地開心。

其實改變最多的，是我的心境。自從不需要擔心服藥後的腹瀉問題後，我的心情就慢慢地變好，就連表情也變得開朗許多。在遇見水上醫師之前，我總是因為排便問題而不敢外出旅遊，但現在我已經沒有那些問題，所以希望能帶著陪我一路走來的太太到處旅行。為了找回過去因為身體不舒服而虛度的時光，我決定接下來要和我太太一同度過快樂的時光。

水上醫師這麼說

這位患者不僅是運動量減少引起「腸扭轉便秘」，還因為便秘帶來的心理壓力而出現「痙攣型便秘」。在兩種類型引發的惡性循環之下，患者才會深受嚴重的便秘纏身。

男性在進入50～60歲之後，很容易因為運動量減少而有便秘問題，但透過內視鏡檢查之後，我發現這位患者還有心理壓力所引起的「痙攣型便秘」問題。許多有便秘困擾的患者，其實都和這位患者一樣，為了治好便秘而跑遍各地醫院或診所。但只要確實瞭解腸管運動形態及便秘成因，任何患者都能順利地治好便秘。

即使治療展開已過兩年，按摩還是具有改善效果，幫助患者的腸管變短且改善扭轉的問題。只要便秘獲得改善，患者就能變得像以前一樣開朗，這就是最好的結果。

不必過於刻意也能順利排便 宛如夢一般的生活就此展開

50世代／女性

我從中學時就出現便秘困擾。在那之後我就一直積極攝取膳食纖維與優格，甚至還嘗試過健走、壓腸按摩法以及腳底按摩等各種可能改善便秘的方法。

即使我用盡所有方法，還是無法改善便秘問題，嚴重時甚至是服用醫師所處方的瀉藥也不排便。某一天，我在電視上看見水上醫師的腸按摩法教學。一看到我也沒見過的便秘改善法，當下我就試著做看看。

在接受水上醫師診察之前，因為身為女人卻滿肚子大便而覺得很不好意思，所以事前服用瀉藥排便。結果在醫師診察之後，發現我可能是腸下垂問題，造成糞便都堆積在腸管裡並落入骨盆當中，這個事實讓我著實嚇了一跳。水上醫師對我說：「妳只是因為直腸堆積太多糞便，造成腸管不太活動而已。這個問題很好解決，所以不需要太過於擔心」。聽到這邊，我覺得我總算有救了……。

醫師教我做的按摩法，能簡單地從恥骨將腸管往上抬升，而且施作起來一點也不痛。在剛開始的一個月內，曾經因為腸子突然膨脹而出現疼痛感，但在疼痛感停止之後，腸管就開始活動了起來。

一個月後，我第二次接受診察。在診察之後，醫師說我累積在腸道中的糞便都不見了，聽到這句話我真的好開心。又過了一個半月之後，我原本不規則的排便時間，慢慢變成每2～3天就規律排便一次，就連糞便的形狀與硬度也變得與一般人相同。最重要的是，我不用過於刻意也能順暢排便！在按摩之後，雖然感覺不出腸管有往上抬升，但我的體質確實出現變化，這真的很神奇。

現在我遵從醫師的建議，就算沒有便意，每天吃完早餐30分鐘之後一定會進廁所。在進入廁所之後，採取容易排便的姿勢（參照P135）並持續大約可以看完兩面報紙的時間。最後若是還沒有排便，那就離開廁所。過去的我，一定會滿腦子想著「又排不出便了」、「我還是辦不到」，然後整個人就心情低落到不行，但後來水上醫師跟我說不必太勉強自己，之後我就沒有那麼在意了。

我過去便秘了30年，我發現太過於煩惱、太過於在意，反而會讓便秘問題變得更糟。尤其是我本身的體質並不容易產生糞便，每2～3天排便一次就已經足夠，因此就算無法每天排便，我也不會覺得心情不好。例如我若是白天忘記按摩，我就會告訴自己：「今天就只按晚上那一次就好了」，盡量讓自己擁有輕鬆的心態。

在開始正常排便的前一個月，我總認為那一定是一場短暫的美夢，便秘問題一定又會轉回頭來纏住我。不過時間已經過了四個月，就算我因為心理壓力或外出旅遊而數日無排便，但只要我仔細地施作按摩，隔日一定能正常排便。這種像是作夢一般的日子，正在不斷地持續當中。自從便秘問題解決之後，我覺得我的膚況也變好許多。

除此之外，水上醫師還告訴我收音機體操，以及如何使用可以軟化糞便的化便劑，這些方法都能在不增加身體負荷的情況下改善便秘問題，對我的幫助真的很大。這種沒有便秘的「正常日子」對過去的我而言是一場美夢，但我相信這場美夢今後將會持續下去。

水上醫師這麼說

這位患者除腸管形狀不易排便之外，也因為坐式馬桶構造的問題使得排便困難，造成直腸變得遲鈍，最後引發所謂的「直腸型便秘」。

對於直腸型便秘患者而言，只要先用浣腸重新調整排便習慣後，就可在短

時間內改善便秘問題。另外，日本人的排便姿勢也很重要。

腹痛代表著腸管正在活動。

有時候我會像治療這位患者一樣，為其他患者處方可軟化糞便的藥物。若糞便過硬就會難以排出，此時只要利用鎂劑或寡醣就可適度軟化糞便，但由於這位患者的腸管落入骨盆當中，所以還得搭配「腸下垂按摩法」才能改善症狀。

每個人的排便量與次數，都會受到飲食量、飲食內容以及體質等條件所影響。對於這位患者而言，最適當的排便頻率為每2～3天一次。據患者本人表示，自從排便狀態改善之後，她的膚質狀態也隨之變好了。

養成不堆積太多糞便的習慣
伸展的腸管縮回來了

40世代／女性

從小我上小兒科就診時，就常被問到排便狀態。由於我總是回答「最近沒有排便，所以不清楚」，因此我當時就發現我和一般小孩不同，原來我從小就有便秘問題了。上了中學之後，我就常常拉肚子，而20～23歲則是沒有便秘或腹瀉擾亂的穩定期。然而過了23歲之後，不服用瀉藥就無法排便的嚴重便秘卻找上我。

當時我每隔四天服用一次瀉藥。雖然我真的不想服用瀉藥，但糞便堆積四天以上，不但會使全身血液循環變差，還會讓我因為頭痛而睡不好，因此我只好勉強自己服用。

在出社會之前，父母因為擔心而帶我去醫院就診，但因為沒有什麼效果，所以最後就放棄不去看醫生了。直到我去水上醫師的門診為止，我整整20年沒上醫院了。

在接受水上醫師的診察之後，發現我不只有腸下垂問題，而且還因為腸管內堆積的糞便太重，造成腸管處於被拉長的狀態之下。簡單地說，就是糞便阻塞無法排出時，糞便的重量就會造成腸管被拉長。另外我也發現我的體質特徵，也就是不必每天排便也沒關係，就算三天只能排便一次，只要腹部不會覺得不舒服就算正常。

我只做一次水上醫師所指導的按摩法就見效。在就診隔日的早餐後，發生一件從我有記憶以來從來沒遇過的事，那就是我竟然不需要服用瀉藥也能自然排便。現在的我，基本上會在睡前與早上各施作一次腸按摩。雖然我施作按摩才4個月，但由於糞便不再過度堆積，所以原本被拉長的腸管也就慢慢縮短回正常狀態。

我本來就屬於偏瘦體型，所以在外觀上並沒有太大的變化，但因為堆積在腸管內的糞便量減少，所以我也瘦了2～3公斤，而且至今仍然維持住體重。

服用瀉藥之下所引發的便意，最多只能忍個10分鐘。我在20多歲時，一直想當一個電腦插畫師，但必須接觸他人或需要經常開會的工作讓我無法隨時上廁所，因此我最後不得不放棄我喜歡的工作。

如果我能在十多歲時遇見水上醫師，我想我的人生一定會變得不一樣。雖然人生無法重來，但因為我現在已經不需要仰賴瀉藥，所以我變得能夠到海外長期旅遊，或是放心地到電影院去看電影。過去因為便秘而無法享受的人生，接下來我要好好地一次享受個夠。

水上醫師這麼說

這位患者因為乙狀結腸的形態問題，造成糞便難以排出，再加上攝取過多的膳食纖維，導致糞便量過多而引發腹部不適。除此之外，長期服用瀉藥也讓患者的腸管疲乏，而糞便堆積問題也使得腸管被越拉越長。

這位患者的糞便量原本就不多，因此在恢復均衡飲食並搭配按摩，讓乙狀結腸變得暢通之後就可自然地排便，體重也順利地減少2公斤。在拍攝X光片之後，就連患者本人也看得出腸管縮短許多。

胃腸經常不適的問題獲得解決
相隔數十年後終於能過著舒暢的每一天

70世代／男性

聽說男性不容易便秘，但我從年輕開始就經常受便秘所苦。隨著年紀增長，我的便秘問題也愈來愈嚴重，當我發現不對勁時，我已經變得需要服用瀉藥才能排便。

除此之外，我常常出現火燒心這一類的胃腸不適症狀，動不動就覺得噁心想吐。我到醫院就醫時，醫師說我那些不舒服的症狀全都是便秘所引起。老實說，我曾經一度放棄治療，消極的認為我這輩子已經擺脫不了服用瀉藥的生活。就在這時候，知道我有便秘困擾的朋友，建議我接受水上醫師的診察。

其實過去我也去看過便秘門診，但醫師總是只會簡單的問診並處方瀉藥。到頭來，我的便秘還是無法改善，我只能接受對症療法地持續服用瀉藥。

水上醫師在看完診後，對我說：「建議你盡量不要服用瀉藥」，這一點和其他醫師完全不同。除了問診以及腹部觸診之外，水上醫師還透過X光片診斷出我的腸管呈現彎曲狀態，能像這樣瞭解便秘原因，我真的覺得很高興。

在看診完之後，我立刻在起床後與就寢前施作扭轉腸按摩法，並在一星期之內，我變得不需要服用瀉藥也能排便。現在的我，每2～3天就能自然排便一次，就連原本糾纏我的噁心感也神奇地消失。老實說，我的腹部已經幾十年沒有這種輕鬆的感覺，而且我也從來沒有想過，光是治好便秘而已就能讓身體變得如此輕盈。

雖然我的年紀不適合從事劇烈運動，但我除了按摩之外，也會做水上醫師所建議的收音機體操。未來只要我的身體還能活動，我就會持續地按摩下去。

水上醫師這麼說

除骨盆結構之外，由於男性在六十歲之前會因為工作而維持一定的運動量，因此男性從年輕開始就有便秘的病例其實不常見，但這位患者是因為乙狀結腸生長方向相反而引發「腸扭轉便秘」。

在腸管扭轉的狀態下，若是持續服用瀉藥的話，就可能造成腸管內容物逆流而引起火燒心及胃悶等症狀。這位患者在停止服用瀉藥並順利排便之後，火燒心以及噁心等症狀就再也沒出現過。

這名患者雖然已經高齡七十歲，但因為按摩對人體的負荷低，因此他才能持續地施作。

原本要服用瀉藥才能排便 按摩後只過兩小時就順暢無比

40世代／女性

聽家母說了之後，我才知道我從嬰兒時期就因為便秘而上過小兒科，但我自己是在20歲前後才發現自己有便秘問題。在出社會之後，某天和職場的前輩閒聊到我每星期只排便一次，結果前輩卻跟我說：「正常人都是每天排便。一星期只排便一次不太正常吧？」。之後，我就開始服用漢方便秘藥。

雖然我一星期只排便一次，但因為我沒有肚子不舒服或肚子痛等症狀，所以我一直不覺得自己有便秘問題。不過，當我開始認為「每天都要排便才行」之後，無法排便的那一天我就會感到焦慮。慢慢地，我開始增加瀉藥的服用次數。過了一陣子之後，無法排便的那一天，我都會腹痛到全身冒冷汗。

隨著便秘的天數增多，我腹痛的症狀就愈嚴重。若是三天無法排便，我就會痛到全身無法動彈。那樣的疼痛感太過於可怕，所以我服用瀉藥的份量就愈來愈重。我想那樣的服藥方式，真的是永無止盡的惡性循環。

就在我自己覺得不應該再仰賴瀉藥來改善便秘問題的同時，我在書上看見水上醫師所指導的腸按摩法。但因為我自己亂按一通也不見效果，所以就乾脆前往水上醫師的門診，請他看看我的按摩法是否正確。

水上醫師在幫我拍攝X光片之後，發現我既沒有腸下垂問題，也沒有腸扭轉問題，但我的腸管卻相當罕見地往下延伸至骨盆一帶。因此我真正應該給予刺激的部位與書中所標示的位置不同。

就在醫師指導且實際按摩完成的兩小時之後，我才證實水上醫師所言不假。為了觀察我腸管的自然狀態，所以我在就診前一星期就已經停止服用瀉藥，但按摩完成兩小時之後，我竟然自己出現便意，而且還排出大量的糞便。

在那之後，我每天早晚都會施作按摩與體操，因此我每3～4天就會自然排便一次。水上醫師表示，因為我原本的糞便量就偏少，所以現在的排便頻率剛剛好。

自從開始施作腸按摩之後，我就再也沒有劇烈腹痛過了。

在施作水上醫師所指導的按摩法之後，我一開始先瘦了2公斤，後來又再瘦2公斤，所以我在腸按摩幫助之下，合計瘦了4公斤之多。由此可知，當時堆積在我肚子裡的糞便有如此地多。

雖然不知道有沒有關連性，但自從我的便秘問題獲得改善之後，我早上再也不會賴床醒不來，而且肢體虛冷的狀況也改善許多。為提升腸按摩的效果，我現在也隨時自己三餐要以蔬食為主，我想這種思想改革也是腸按摩所帶來的效果之一。

我天生就有便秘問題，並曾經因為便秘而動過兩次開刀手術。後來因為我無法正常活動腹部肌肉，造成我沒辦法正常排便。

但自從我開始施作腸按摩之後，我就算不用力也能排便。健康的排便，與腹部肌肉並沒有關係。若有人跟我一樣因為開刀手術而便秘，建議你先立即嘗試腸按摩。

水上醫師這麼說

便秘的定義是：每週排便次數低於3次，或是排便不順者。就算無法每天排便也沒關係，許多人都像這位患者一樣，明明就沒有不舒服的症狀，卻因為「無法每天排便」而開始服用瀉藥，並因此出現「幻覺便秘」，最後搞得身體頻出狀況。

這位患者乙狀結腸的形狀相當特殊，就算服用瀉藥，糞便還是會卡在腸管扭轉的部位而難以排出，因此瀉藥本身也會引發腹痛。另外，他真正應該按摩刺激的部位也與一般人不同，所以一開始才不見任何效果。

這位患者透過按摩正確地刺激腸管，並使糞便順暢通過乙狀結腸，因此後來不需要服用瀉藥也能夠排便，而且腹痛的症狀也隨之消失。

腸管在腹部手術後容易發生沾黏，因此腸管可能會維持扭轉的狀態而難以活動。因此，腹部手術後的患者也能透過腸按摩法來有效改善症狀。

痘痘消了，體重也下降5公斤 大家都說我變美了

20世代／女性

聽說我從幼稚園開始就經常肚子痛，而且每次醫生都說那是便秘所引起。因為我太常便秘，所以過去我一直不覺得有什麼問題，但我自己還是覺得每週只排便一次並不算健康，而且我還因為超過8天沒排便而出現胃不舒服與嘔吐等症狀。

我是看到某個健康資訊節目而知道水上醫師的。過去我曾經嘗試過許多改善便秘的方法，包括攝取大量的膳食纖維以及充分飲水，但往往都只有前3、4天有效。原本我以為節目中所介紹的扭轉腸按摩法也一樣，但事實證

明完全不同。

初診時，醫師說我腸管內有兩處塞住，而且堆積了大約2公斤左右的糞便。因此，水上醫師教我能夠集中刺激那兩個部位的按摩法。

兩天之後，按摩法奏效了。在自然出現的便意催促下，我排出大量的糞便。在排便前後，我各自測量一次體重。果然如水上醫師所言，我的體重在排便之後整整少了2公斤。之後，我每天都會排便一次，有時候甚至會多達三次。

就這樣，我的體重順利地持續下降，在過了半年之後的今天，我的體重總共減少5公斤。從外觀來看，我整體明顯變瘦，尤其是下半身肥胖的問題獲得改善。我明明就沒有刻意減重，但我開始能夠穿小一號的洋裝，就連親朋好友也都誇我「變漂亮了」，這真的是讓我又驚又喜。不僅如此，我最煩惱的痘痘也都消了，這效果真的讓我好開心。

在接受水上醫師診察之前，我常常覺得腹部怪怪的，但自從便秘問題改善之後，那股怪怪的感覺就跟著消失。另外，可能是我過去沒有注意到，但自己便秘問題解決之後，我再也不會擔心排便的問題，所以集中力也因此提升許多，而且工作效率也變好。

從我小時候開始就擔心我便秘問題的母親，也說我的表情看起來變得開朗許多。腸按摩帶給我許多好處，我真的很高興我能遇見水上醫師。

水上醫師這麼說

這位患者符合①從幼稚園開始以及②伴隨腹痛的便秘等兩項條件，是典型的「腸扭轉」便秘患者。這名患者的降結腸與乙狀結腸發生扭轉，造成糞便全堆積在這兩個部位的上端。在長時間未排便的情況下，造成患者的腸管內容物往上逆流，因此才會引發噁心感。

患者說他便秘改善之後不只體重減輕，而且連膚況也變得比以前還好，那是因為便秘時腸道會吸收過多的多餘物質所致。這是一位在排便狀況變得順暢之後，就過著開朗與快樂生活的患者。

結語

讀完這本書之後，您有什麼感想呢？

我所服務的ＮＨＯ久里濱醫療中心，位在能夠眺望太平洋的好位置上。可惜的是，這裡的交通並不算方便。即便如此，還是有許多患者專程跑來醫院，為的就是來告訴我：

「多虧有搖腸按摩法的幫助，我總算治好糾纏我數十年的便秘」

「電視上介紹的按摩法，幫助我擺脫便秘的困擾」

就算不是親自來到醫院，也是有許多患者打電話來醫院說：「我在跟著做水上醫師在電視上所教的搖腸按摩法之後，竟然真的順利排便了」、「我的便秘治好了」。就因為有這樣的機會，我才瞭解醫療臨床上不太重視的便秘，對於患者而言是多麼令人感到困擾的問題。

過去我曾在某個健康資訊節目長期進行腸按摩實驗，當時的節目製作人某一天因為覺得太驚喜而與我聯絡地說：

「〇〇女士（參與實驗的觀眾）在排便變得順暢之後，整個人看起來就像是閃閃發亮一般！」

患者在打開診間門的那一瞬間，我就看得出來他的便秘是否有所改善。排便順暢的人，表情看起來都會相當開朗，就像是節目製作人所說的一般，感覺就像是不斷地散發出光芒。

實際對談之後，患者的情緒也和初診時完全不同。我常常會不禁感嘆地想著：「原來這位患者是如此開朗的人呀！」

便秘就像這樣，會對患者的精神狀態產生負面影響，進而使人變得更不健康。

在看過電視節目與過去的著作後，許多患者都表示自己的人生改變了。聽到患者這麼說，我真的覺得很高興。隨著日本逐漸邁入超高齡社會，我深深感到除了長壽之外，老後如何提升生活品質也是相當重要的課題。尤其是常見於高齡者的便秘問題，我認為最重要的是如何正確地解決便秘，這樣才能讓老後的生活過得開心與快樂，因此我才會出版這本書。

便秘是與生俱來的體質問題。不過，請不要過於勉強自己，因為還是有輕鬆改善便秘的方法。

若試遍各種方法還是無法改善便秘，就表示你沒有找到引發便秘的真正主因。如果你也認為「醫生的診察與處方藥物都沒什麼效果，但我還是不希望繼續便秘下去」……那麼請務必透過這本書來找出引發便秘的真正原因，因此請先嘗試「搖腸按摩法」及「腸下垂按摩法」。

希望這本書可以幫助更多的便秘患者，並讓各位能夠找回開心與快樂的感受。

水上　健

PROFILE

水上 健 (Takeshi Mizukami)

日本國立醫療機構（NHO）久里濱醫療中心內視鏡健診中心部長。1965年出生於日本福岡縣。1990年畢業於慶應義塾大學醫學部，2000年取得醫學博士學位。專業領域為大腸內視鏡檢查・治療、過敏性腸道症候群（IBS）以及便秘診斷與治療。

在陸續擔任橫濱市立市民醫院內視鏡中心主任及德國海德堡大學Salem Medical Center客座教授等職務之後，從2011年10月起便到目前服務的機構就任。水上醫師所發明的無麻醉大腸內視鏡插入法「浸水法」已廣受史丹佛大學及UCLA等海內外機構所採用，近年來水上醫師更是活用這項檢查法，發現「腸扭轉」及「腸下垂」等腸管異常問題。水上醫師因應各種疾病開發出新療法，在IBS以及便秘患者的診療上有著相當卓越的成績，同時也透過電視節目及雜誌，為大眾的腸道健康知識啟蒙。

代表著作有『最正確！腸道順暢按摩』（瑞昇文化）、『女はつまる、男はくだる　おなかの調子は3分でよくなる！』（あさ出版社）。

TITLE

腸按摩專家破解錯誤百出的腸道知識

STAFF

出版　瑞昇文化事業股份有限公司
作者　水上 健
譯者　鄭世彬

總編輯　郭湘齡
責任編輯　莊薇熙
文字編輯　黃美玉　黃思婷
美術編輯　謝彥如
排版　靜思個人工作室
製版　明宏彩色照相製版股份有限公司
印刷　桂林彩色印刷股份有限公司
　　　綋億彩色印刷有限公司
法律顧問　經兆國際法律事務所　黃沛聲律師

戶名　瑞昇文化事業股份有限公司
劃撥帳號　19598343
地址　新北市中和區景平路464巷2弄1-4號
電話　(02)2945-3191
傳真　(02)2945-3190
網址　www.rising-books.com.tw
Mail　resing@ms34.hinet.net

初版日期　2016年2月
定價　250元

國家圖書館出版品預行編目資料

腸按摩專家破解錯誤百出的腸道知識 / 水上健著；鄭世彬譯. -- 初版. -- 新北市：瑞昇文化, 2016.01
176　面；21 X 14.8　公分
譯自：100歳まで生きる腸の強化書
ISBN 978-986-401-074-5(平裝)
1.胃腸疾病 2.按摩 3.健康法

415.55　　104028789